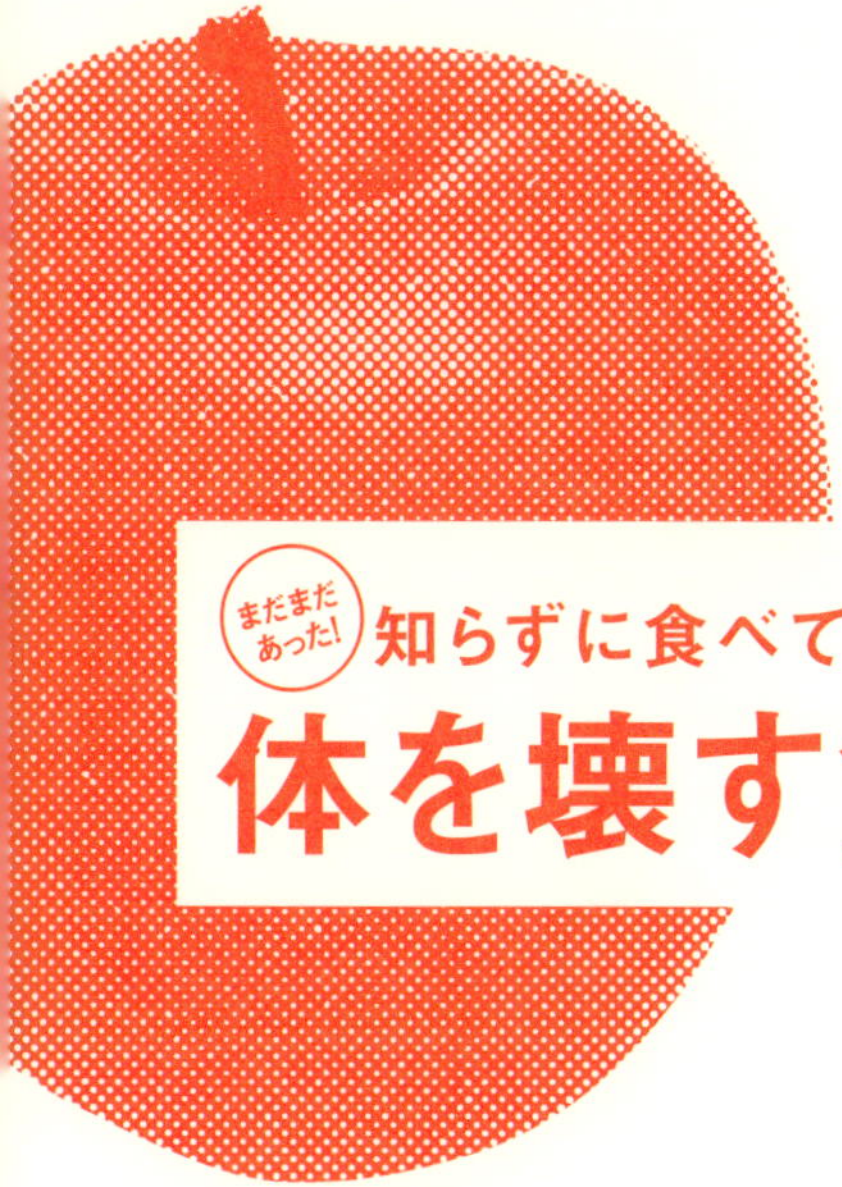

まだまだあった!

知らずに食べている

体を壊す食品

食料ジャーナリスト
手島奈緒

アスコム

白くてツヤツヤの米には、
EUで使用禁止の農薬が
使われている可能性が

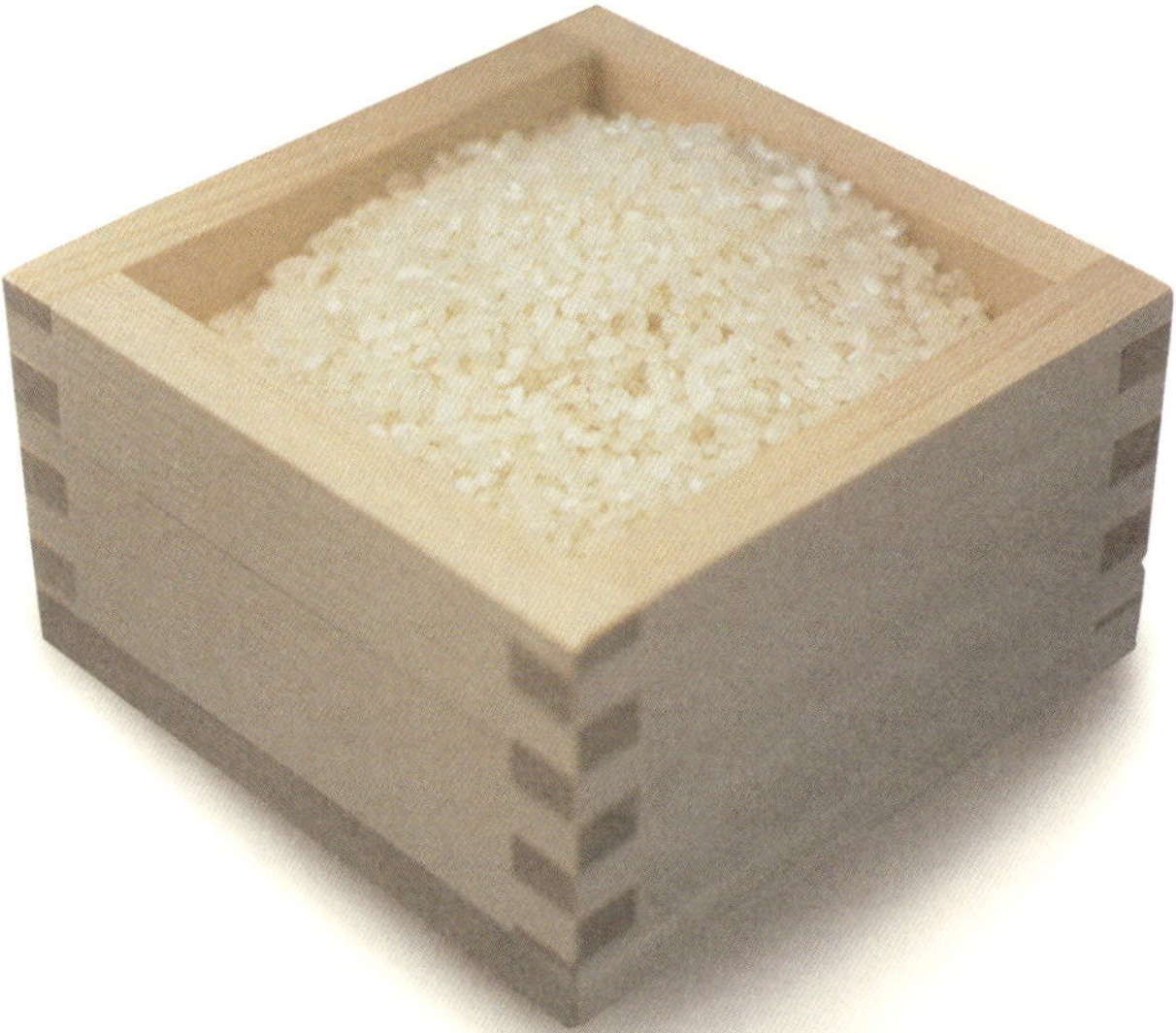

多くの牛、豚、鶏が、
遺伝子組み換え作物を
食べている

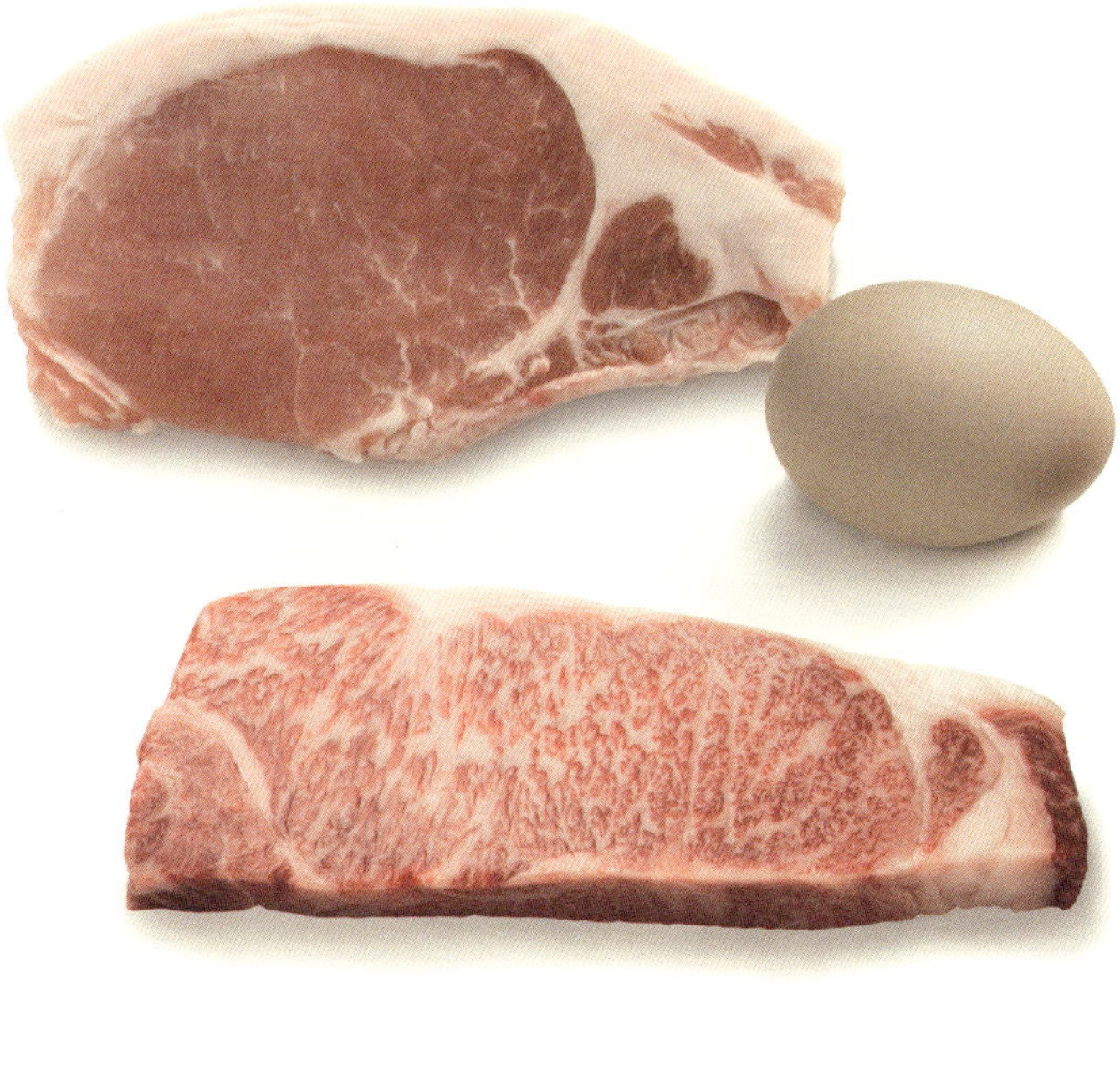

種なしぶどうには
植物ホルモンが使用
されているものも

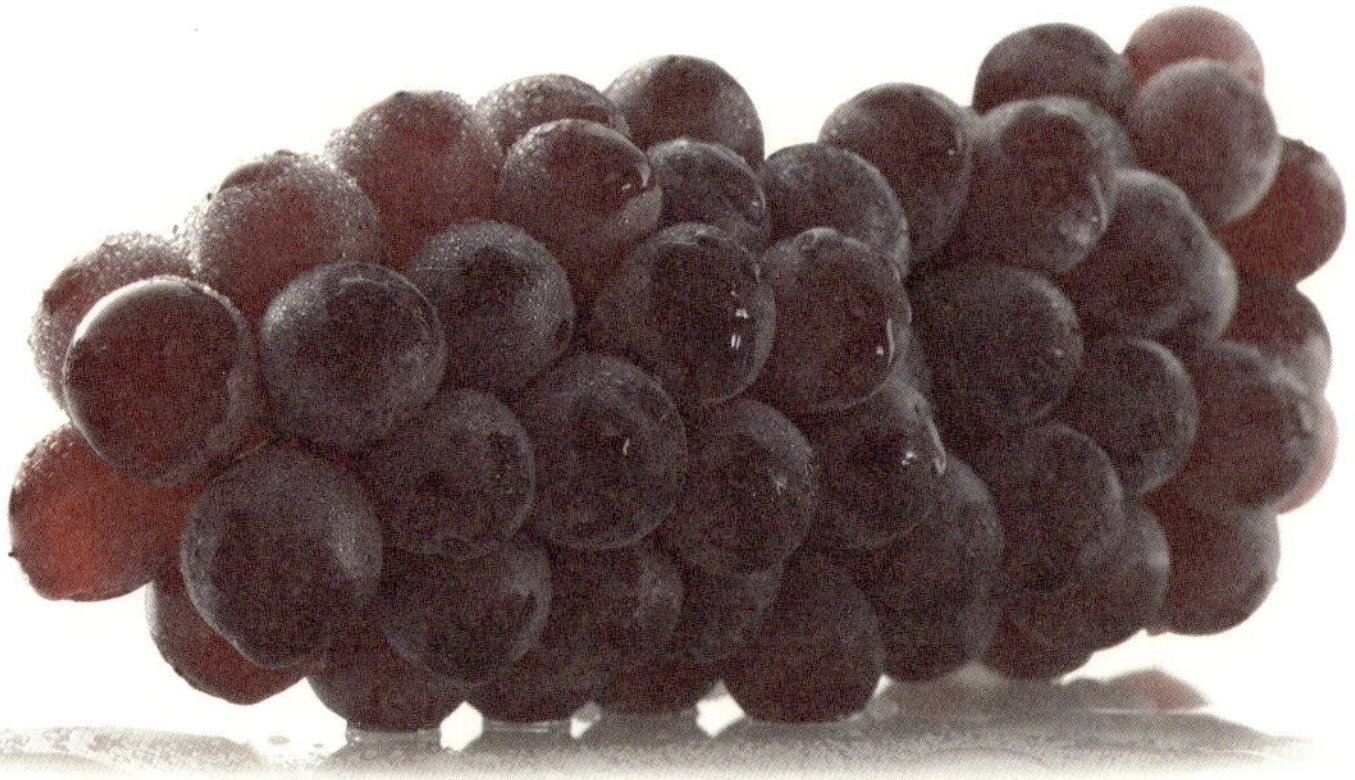

表示だけで
国産100%のはちみつを
見極めるのは不可能

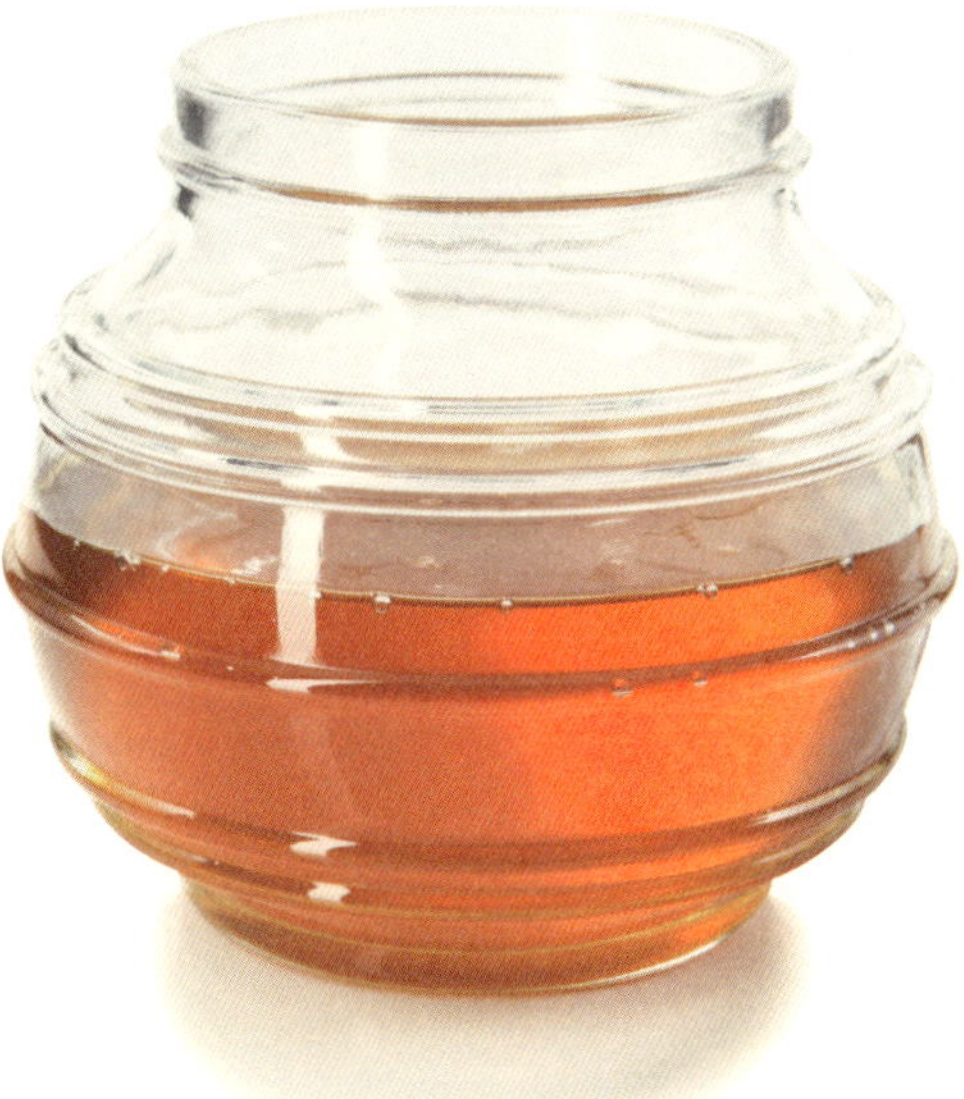

はじめに

食品に含まれる危険なものは
添加物と放射能だけではない

ここ最近、食品への不安がますます高まっています。2011年に東日本大震災によって原発事故が起きて以来、口にするものが放射能に汚染されていないかどうかを気にする方が急増しました。

また、以前から話題になっていた食品添加物への警戒が、最近はいっそう強まってきています。食品添加物の危険性を紹介・検証する本も次々と発売されています。

確かに、放射能にしても食品添加物にしても、人体への影響が懸念されます。

しかし、食べものを選ぶ際に注意したいことはそれ以外にもあります。**見ただけではわからない食べものの不安要素はいくつもある**からです。その知識がなければ、**知らず知らずのうちに口にしてしまうことが多い**のです。

真っ赤なりんごが
安全で美味しいと思っていませんか？

例えば、放射能を気にして産地をチェックすることはあっても、**野菜や果物の農薬の回数や、使われている肥料について考えたことはあるでしょうか。**

さらに、お肉はどうでしょう。育て方に加えて、どんな飼料を食べて育っているのか気にしている人はいるでしょうか。**飼料はお肉を作る素です。**牛乳、卵も同じです。また、遺伝子組み換え食品も気になります。

農薬、肥料、飼料、遺伝子組み換え食品のいずれも、スーパーの店頭に並んでいるものを見ただけでは、判断することはできません。

本書を読めば、そういった悩ましい問題の多くについて、どう向き合うべきかを考えることができると思います。100%とは言えませんが、**体に良くなさそうな作り方がされている食べものを極力避けるための情報は、本書でできる限りお伝えできる**と考えています。

先に大切なキーワードをひとつだけお知らせします。**「食べものは、見た目重視こそ危険」**です。

例えばりんごは真っ赤な方がうまく栽培されていて、栄養満点で美味しいと思っていませんか？　実は、そうとは限らないのです。**真っ赤なりんごにするために不必要な作業をしている可能性がある**のです。

こういったりんごではなく、本当に美味しく栄養価の高いりんごを選びたいのであれば、りんごの品種、色や形、時期などをチェックする必要があります。詳しくは、本編で詳しく解説しますので、ぜひ参考にしていただければと思います。

日本で売られる食べものは原材料の表記がいい加減

さて、食品添加物はどうでしょうか。徹底的に避けたいのであれば、加工食品を買わなければいいかもしれません。でも、そうはいかないのが現実です。

そこで、食品添加物をチェックする手がかりは原材料表記となりますが、実はこの**原材料表記こそ過信してはならない**のです。えっ、だって使われている原材料が全部載っているんでしょ？　と思ったら大間違い。例えば「調味料（アミノ酸等）」という表示を見たことがありませんか。実はこれ、食品添加物名が省略された表示なのです。それ以外にも数多くの化学物質が省略されて表示されています。**日本は原材料表記のルールが甘いのです。**

例えば、日本製のごまドレッシングがお隣の韓国で売られる際には、表記がかなり細かくなります。日本では表記されない多数の化学物質が、韓国で販売されるときにはきちんと表記されるのです（p178〜179を参照）。

また、**ほとんどの消費者が知らない事実があります。**驚いたことに、**放射線が照射されたジャガイモが市場に出回っているのです。**これについても、この本で詳しく取り上げます。

また、スーパーで見かける**「とれたて」「新鮮」などの表記も、かなりいい加減**です。こういう売り文句が書かれているとついつい手を伸ばしたくなりますが、一度手を止めてよく考えた方がいいのです。

これらの**表記にまつわる実態と、有害そうな化学物質からなるべく逃れるためのヒントも、本書ではしっかりとお伝えしていきます。**

食品会社、農家などの現場で知った食べものの実態を紹介

ここで、簡単に自己紹介します。わたしは1992年に「大地を守る会」という企業に入社しました。大地を守る会は、有機野菜や国産の自然食品など、安心で美味しい食材を

宅配する事業を行っています。

大地を守る会で私は、青果物の仕入れや、広報を担当しました。これらの仕事を通じて、農畜産物の実態をたくさん見てきました。

２００９年に大地を守る会を退社し、地域活動を行うＮＰＯ法人などを経て、現在は、食べものの実態を取材・調査し、その結果を消費者の皆様にお伝えする食料ジャーナリストとして活動しています。**農家を訪問したり、食品会社に問い合わせたり、専門家にヒアリングするなど、さまざまな活動を精力的に行ってきました。**

本書で書かれていることは、以上の経験に基づいたものです。今まで自分の目で見て、耳で聞いてきた貴重な情報を、専門知識がなくてもどなたにでもわかるように、かみ砕いて説明しています。

驚くような話がたくさん出てくるかもしれませんが、いずれもまぎれもない事実です。これらを知ることで食べものの実態を把握し、不安なものを極力避けて、本当に自分の体によいものを買っていただけたらと思います。

なお、本書のタイトル「体を壊す食品」は、体に何らかの問題を起こす可能性のある食品を指しています。農薬を使用しているもの、食品添加物や遺伝子組み換え食品など、必ずしも安全だと言えないもの、不安が残るものが含まれる食品などもちろん該当します。

また、本書では食味についても取り上げています。これらは、製造方法について何らかの問題があるものです。

さらに、霜降り肉を作るためにビタミン欠乏症になりかけている牛の肉や、放牧されず牛舎につながれたままの牛の乳など、食べた人の健康に直接影響はないかもしれませんが、作り方や育て方に問題があると思われるものも取り上げました。

これらを継続的に摂り続けた場合、本当に健康でいられるのかどうか疑問が残ると考えたからです。

本来の生態のままのびのびと育てた家畜、農薬などの化学物質を使いすぎずにていねいに育てた野菜や果物、きちんとした原材料で作られた加工品類を食べることによって、わたしたちは健康を維持し、いつまでも元気でいられるのではないでしょうか。

そのような考え方をもとに、化学物質のほか、食味や作り方に問題のあるものについても、本書では「体を壊す食品」として取り上げています。

本書を読むことで、体に安全で、なおかつ美味しい食べものに出会っていただければ、著者としてこれ以上の幸せはありません。

手島奈緒

第1章 日本は世界で有数の農薬大国

第2章 肉、牛乳、卵の不自然な作り方

第3章 日本は遺伝子組み換え作物の輸入大国

第4章 有機栽培をはじめあまりにも知られていない肥料にまつわる話

第5章 農薬と化学肥料がたくさん使われている日本のお米の正体

第6章

見た目や先入観にとらわれすぎて安全で美味しい作物を追いやる日本

第7章 あいまいすぎてわかりにくい日本の食品表示のルール

第8章 化学物質から逃れるのが極めて困難な日本の食生活

最終章

消費者の行動が体によく美味しい農作物を救う！

第1章

日本は世界で有数の農薬大国

日本は単位面積あたりの農薬使用量が世界一

農薬の散布回数はたった3回？　いえいえそんなことはありません

皆さん、りんご農家は1年のうちどれぐらいの回数、農薬をまいていると思いますか？　そう聞くと、ほとんどの人はなぜか「3回ぐらい？」と答えます。花が咲く頃、実がなる頃、収穫時に1回ずつというイメージでしょうか。「もっと多いよ」というと、返ってくる答えは「じゃあ、5回ぐらい？」

いえいえ、そんなものじゃありません。

例えば**長野県で「ふじ」に30回、青森県で「ふじ」に37回の農薬をまいているケースがあるのです**。この数字を聞いた方はたいてい言葉を失います。これほど農薬をまいているとは想像していないのです。

通常、農薬は地域ごとに「防除暦（農薬の散布回数や肥料の割合などの目安）」が決まっています。地域ごとに発生する害虫や病気はそれぞれ違いますから、地域によって内容も違います。農家はこの防除暦に沿って作物を栽培しています。つまり**農薬30回の散布は、**

ちゃんと地域のルールを守っているのです。

ちなみに、30回という回数は農薬の散布回数ではありません。農林水産省の「特別栽培農産物に係る表示ガイドライン」で、農薬に含まれている成分を「1」と数えるよう定められているため、4つの成分が入った農薬を1度まけば、4回とカウントされます。

農薬が多いのは
高温多湿な気候のせい

昨今、中国産の野菜は危険だとよく言われています。べらぼうな数値の残留農薬が何度か出たこともあり、できるだけ中国産の野菜を食べたくないという人が多いようです。

しかし実は、**単位面積あたりの農薬使用量が世界一なのは日本**だとされています。この数値、2005年以降のものが見つからないため、現在では中国が世界一になっている可能性はあります。とはいえ日本は世界有数の農薬大国であり、単位面積あたりではまだ世界一だと考えられています。

なぜ日本では、何度も農薬をまくのでしょう。その理由のひとつに気候があります。日本は高温多湿な気候のため、乾燥して雨の少ないヨーロッパなどと比べて病害虫の発生率が高くなります。四季があり、世界に冠たる生物多様性を誇る日本の自然ですが、虫の数が多いということは害虫も多いということ。また豊かな水を提供してくれる梅雨の湿気が、作物への病気の感染に一役買うことになります。

ぶどうは暖かくて乾燥した地域が原産地。りんごは冷涼な乾燥した地域が原産地。いずれも湿度の高い地域ではありません。農薬がなかった時代はこれら果樹類の栽培はかなり難しく、ほとんど行われていませんでした。

現在の果樹産地は、ほとんどが戦後に樹を植えたところばかり。今、**私たちが美味しい果物を食べることができるのは、まさしく農薬のおかげ**なのです。農薬にはメリットもあるのですが、それにしても散布量が多すぎる気がします。それはなぜなのでしょう？

農薬まみれの野菜や果物は望むべくして生まれた!?

現在の日本では「予防防除」が基本。例えば家庭菜園やプランターでよく見かける害虫、アブラムシが少しでもついていたら、野菜は出荷できません。虫食いのあとが何カ所かあると、これも出荷できません。「多少虫食いのあとがあっても、安心ならいい」という消費者ばかりなら、こういった被害があっても農家は出荷できます。しかし日本の消費者はそうではないのです。

その消費者のニーズを満たすために厳しい出荷規格があります。農家は被害が出る前に予防しなくてはなりません。先手を打って農薬をまけば、虫や病気の被害はそれほどないまま、ピカピカの野菜や果物が収穫できます。そんな現実が、単位面積あたり世界一多い農薬散布量という不名誉な結果につながるのです。

野菜の農薬散布回数は地域によって違っており、あまり知られていません。例えば病害虫の少ない冬場の大根やほうれんそうでも、埼玉県の防除暦では10回、ナスやトマトにい

たっては50回以上と、驚くほどの農薬が散布されています。生育期間で割ってみると、どんな野菜や果物も、ほぼ1週間に1度という頻度です。日本以外にこんな頻度で農薬をまいている国はないという声も聞きます。その事実は消費者には全く知らされていません。ピカピカの美しい野菜や果物は、膨大な量の農薬散布のおかげで作られているのです。

まとめ

- **見た目にこだわりすぎることが、農薬の散布回数を増やす結果になっている**
- **味はともかく、見た目は本当に大事なのかは、大いに疑問**

ＪＡは減農薬を評価してくれないことがある

農薬は少なすぎても出荷させてもらえない

「農薬をまかずに野菜が作れるはずがない」

農家にこう言われたという人によく会います。きれいな野菜が作れないのか、思い通りの収量が上がらないのか、理由はよくわかりませんが、いろいろあるのでしょう。

農薬の散布頻度が世界一多いのは、消費者だけでなく、農薬のことまで意識がまわる余裕のない農家の方が多いことや、ＪＡの体質にもあるのだろうと思います。

農薬それぞれについては、食品衛生法でＡＤＩ値（一日摂取許容量）をもとにした残留基準値が定められています。この数値以内での残留農薬なら、販売しても大丈夫です。農薬の袋の裏を見ると「収穫前何日にこれぐらいの希釈倍率で散布すること」等の注意書きが書いてあり、農薬取締法ではこの用法を守って散布することが義務付けられています。この通りに農薬を散布すれば残留農薬基準値以内の残留になります。

そして地域ごとに、発生しやすい虫や病気を総合的に判断し、「この通りにまいておけばきちんと収量が上がってうまく作れますよ」という農薬のカレンダー・防除暦が作られています。JAは防除暦通りに散布してあることを確認して農家の野菜を受け取ります。

防除暦通りに散布されていない作物は、食品衛生法や農薬取締法に触れるリスクが多いと判断されるのか、出荷させてもらえない、あるいは格安で引き取られるケースがあるようです。これは防除暦よりも多めに農薬を散布する場合と、**防除暦よりも少なく散布する場合、どちらにも当てはまります。**「減農薬＝付加価値商品」と判断されるのかと思いきや、そうではないのですね。

せっかく減農薬栽培をしても一般品以下の価格でしか売れないのであれば、JAに出荷している限り、農家は減農薬野菜に取り組もうとは思わないでしょう。**農薬を減らした結果、虫に食われて収量も減ってしまうのであれば、地域の防除暦通りに予防防除をしたほうがよいということになります。**

減農薬野菜が広まらないのは、こういった事情があるからなのです。

農薬の毒性検査は単体でしか行われていない

残留農薬については、基準値以内であれば大丈夫で危険性は全くないと言われています。しかしマウスでの実験は、その農薬単体についてのみ行われています。先ほどもお伝えしたように、1つの作物に対し、何種類もの農薬が何度もまかれているにもかかわらず、**農薬を複数使用した場合の残留の結果や、それが生物にどのような影響を及ぼすかという数値はない**のです。

売られている野菜や果物にどれくらいの残留農薬があるのか誰も知りません。抜き取り調査で時折基準値オーバーになっている野菜はありますが、そんなに大きく報じられることはなく、市場から回収されて廃棄されるだけで終わっています。

慣行（一般的な）栽培の農薬散布量は、慣行農家、一般的な消費者、流通、小売、市場、JAの意識が変わらないと、減らないでしょう。世界一の使用量を誇る日本の農業が変わるには、野菜・果物に関わる全てのステージにおいて、意識の改革が必要なのです。

多少の虫食いを気にしないことが農薬減の作物の普及につながる

無農薬・減農薬野菜を栽培する農家や、有機栽培をしている農家は、それなりに理解のある消費者に向けて販売しています。虫食いのあとが少しあっても、アブラムシが少しついていても大丈夫という消費者です。消費者の理解がなくては、そのような野菜は作れないと言ってもいいでしょう。

また、畑の様子や農家の状況を「情報」という形で提供する流通の存在も必要です。流通や小売の本来の役割は、野菜を運んで売るだけではなく、農家の様子や状況を伝えることでもあると思います。でも、それがほとんどなされていないのが、今の日本。消費者は自分の食べている作物に数十回農薬をまかれていても全く知る術《すべ》はなく、毎日野菜や果物を食べているのです。

一部だけに認められた付加価値が、いつの日かスタンダードにならないと、わたしたちは農薬を体内に入れ続けることになるでしょう。

まとめ

- 残留農薬の影響については農薬単体のテストしか行われていない
- 複数の農薬が生物にどんな影響を及ぼすかは、誰も知らない
- 減農薬をしても、ＪＡに認められなければ価格が下がる、ないしは流通させてもらえないことがある
- 小売店や流通業者がもっと農業の現場を伝える努力をしないと、消費者は何も知らないままである

農薬と化学肥料のおかげで
食べものがなくて困る
ということがなくなった

化学肥料と農薬がもたらしたものは大きかったが…

石川県で米を作っていた農家に、昔の肥料の話を聞いたことがあります。今から60年ほど前、化学肥料がまだ世の中になかった頃、米農家はニシンやイワシの干物を稲の間に刺していたそうです。これらが、お米の養分となるチッソ分の供給をしていたのでしょう。収量はどれ位だったのでしょうか。多くはなさそうです。

そんなある日、化学肥料が登場しました。使ってみると収量が大幅にアップしました。こんなに素晴らしいものがあったなんて！　と皆が思ったそうです。まだ人糞《じんぷん》なども肥料として使っていた時代。化学肥料はお金を払って買うほど価値があるものということで「金肥」とも呼ばれました。

化学肥料の登場により米や野菜の収量が爆発的に向上し、国民に食べものが行き渡るようになりました。化学肥料は素晴らしいものだったのです。

さてしかし。しばらく経つと今まで見たこともない病気が稲に出て、農家を悩ませるようになります。今でも米農家ではこの病気対策で農薬を散布します。それまで見たことがなかったこの病気は「イモチ病」でした。

イモチ病はチッソ（窒素）分が多すぎると出ることが知られています。チッソ分をたっぷり含んだ化学肥料が登場するまでは、イモチ病もなかったのでしょう。こうして農薬が散布されるようになりました。

化学肥料により土地が痩《や》せて野菜が病気にかかりやすくなった

さて、野菜も似たような道をたどりました。

野菜の病気を引き起こす病原菌には、土の中にいるものと空気中にいるものがありますが、土の中には、腸内環境と同じくさまざまな微生物が存在しており、その中でバランスよく暮らしています。

わたしたちが健康体であれば微生物によって腸内のバランスが保たれているように、土壌に微生物がじゅうぶんにいる間は問題ありません。土中のさまざまな微生物に必要なエサは有機物。堆肥や植物の残骸を土壌中にすきこんでいる間は有機物が不足しませんから、特定の微生物が増えすぎて悪さをすることはありませんでした。

しかし化学肥料の登場とともに、国によって大規模単作化が推進されました。農家は少量多品目栽培から、同じ畑で同じ作物を何年も作る単作に移行しました。現在では、同一作物を作り続けると土壌中の微生物のバランスが崩れ、連作障害が出ることが知られていますが、化学肥料が使われ始めた当時は誰も知りませんでした。有機物を畑に戻すことをしないままでも、化学肥料さえあれば作物ができたからです。

しかし数年が経つうちに、土がどんどん痩せ、病気や虫の害がひどくなっていきました。結果として農薬に頼らざるを得なくなったのです。

土壌中に有機物が必要だと気づくまで、何年もかかったのでしょう。１９７５年に有吉佐和子さんの著書『複合汚染』が発行され、有機農業という耳慣れない農業のことが知られるようになるまで、化学肥料と農薬に頼る農業で日本の食料は賄《まかな》われていたのです。

その危険性に反発するように、１９７０年代後半から、有機農業がじわじわと広がりを見せ始めました。

化学肥料も農薬も、一時期はとても大切で必要なものでした。そのおかげで食料が皆に行き渡ったと言っても過言ではないからです。

しかし、土壌分析による適度な肥料の設計や、天敵の活用、病気に強い品種への改良など、さまざまな新しい技術が生まれている現在でもまだ、前時代的な農薬と化学肥料に頼った農業が行われています。これらの技術が農業の現場に伝われば農薬の散布量も減るはずなのですが、残念なことです。

まとめ

- **野菜や米が不足しなくなったのは、化学肥料のおかげ**
- **化学肥料によって土地が痩せ、農作物がこれまでにない病気や虫害にかかるようになった**
- **化学肥料による病害虫を防ぐために、農薬を使わざるを得なかった**

第2章

肉、牛乳、卵の不自然な作り方

最高級霜降り和牛は
メタボでビタミン欠乏症寸前の
不健康な牛

「和牛」は日本自慢のブランド品。「国産牛」は和牛以外の国内で育てられた牛

「和牛」と「国産牛」、この2つは何が違うのか、皆さんおわかりになりますか？

「和牛」とは、日本在来の牛をもとに交配・改良した「黒毛和種」「褐色和種」「日本短角種」「無角和種」の4品種の総称のこと。代表的なものは、「松阪牛」や「米沢牛」などのような、産地名がついたブランド牛となります。

国産牛はおおまかに言うと、国内で肥育された「和牛以外」の牛のことを言います。ホルスタイン種の雄を代表に、乳牛、繁殖用の牛の廃牛もこれに含まれます。和牛のような高級品種ではないですが、購入しやすい価格帯で、一般的な牛と言えるでしょう。

また、「ホルスタインの雌と和牛の雄をかけあわせた交配種」（俗にF1と呼ばれる牛）も国産牛。**和牛の血統が入っているため肉質も味も良く、最近人気**です。

輸入牛肉は安価ですが、赤身が主体で少し硬め。日本人好みの肉ではないことが多いためめ、少し割高でも国産牛の方が好きと言う消費者も多いようです。

霜降り牛の正体はメタボリック症候群

和牛の中でも憧れの的が、黒毛和牛のA5ランク（最高級ランク）のお肉。お箸で切れるほど柔らかく、口に入れるとあっというまに溶けてなくなるような、うっとりするほど美味しいお肉ですよね。このお肉、どのように作られているのでしょうか。

黒毛和牛は去勢牛の場合で32～34カ月齢、雌の場合36カ月齢で出荷されます。生後8カ月くらいまでは繁殖農家のところで育成期間専用の飼料を食べて大きくなります。

この後、本格的に肉を作る「肥育期間」に入ります。飼料は輸入穀物が主体の「濃厚飼料」と呼ばれるもの。本来は牧草が主食の牛に穀物を与えて太らせます。前期で体を大きくし、後期で太りすぎた体をぎゅっと絞るのです。

肥育前期の和牛の脂肪には、飼料のビタミン群の影響で黄色っぽい色がついています。

その脂肪についた色を白くし、余分な脂肪をなくすため、肥育後期の飼料はカロリーが控えめになり、**粗飼料はそれまで食べていた牧草からワラに変わります。黄色い脂肪を真っ白に、そしてそれが網の目のように入った肉に仕上げるのです。**牛のセシウムの残留で大騒ぎになったことを覚えている方もいらっしゃいますよね。あのワラは和牛の仕上げに使われていたのです。

本来は草を食べる牛に草ではなく穀物を与え、ほとんど運動らしい運動もさせず、筋肉に網の目のように脂肪を入れるのですから、人間ならば健康診断があったら一発アウトのメタボリック状態。黒毛和牛の内臓はほとんど商品にならず、廃棄処分されていると聞きますから、内臓にも相当の負担がかかっているのでしょう。決して健康な状態だとは言えません。

栄養失調の牛が最高級黒毛和牛になる

このようにしてできるロゼ色の高級黒毛和牛は、日本の技術が生んだ素晴らしい芸術品です。しかし、**当の牛はビタミン欠乏状態になっています。**実際にビタミン欠乏症になると膝《ひざ》に水がたまるなどのさまざまな障害が出て肉の評価が下がるため、ぎりぎりのところで止めるのが肥育農家の腕の見せ所。そして、そんな牛の肉が「お箸で切れちゃう」高級肉となり、お洒落なレストランで1枚1万円もするサーロインステーキなどとして供されているのです。

確かに和牛は美味しくて、その肉は芸術品。産業動物だから仕方ないとはいえ、人間の都合でこのような飼育がされることについてはどうなのでしょう。少し考えてしまいますね。

さて、和牛には、一面にサシが入っている黒毛と、放牧主体で昨今話題の赤身の和牛である日本短角牛などがあります。日本短角種の肉は、脂肪の甘さはありませんが、肉そのもののしっかりした味わいが美味しいものです。マグロで言うと、トロと赤身の違いのようなものでしょうか。

草を食べて育つ牛は、脂肪燃焼効果で話題になったカルニチンを多く含んでおり、そもそも脂肪分が少ないことも併せて、ダイエット中の方にもオススメです。

まとめ

- 濃厚飼料を与えられ、運動もさせてもらえず、栄養失調になったのが、霜降り牛の正体である
- ちゃんと草を食べて育った牛の肉は、ダイエット中の方にもオススメの栄養素を含んでいるもの。黒毛和牛よりも日本短角牛がよい
- 「和牛」とは、日本在来の牛をもとに交配・改良した4品種のみ。国内で肥育された和牛以外の牛が国産牛
- 和牛と国産牛のかけあわせであるF1種も味が良い

食べていないようで食べている
ＢＳＥ以外の不安要素も多い
アメリカ産牛肉

抗生物質が効かない体になる牛肉を外食で食べている可能性は高い

スーパーでアメリカ産の牛肉を見かけることが多くなってきました。**アメリカ産牛肉には、日本では禁止されている成長を早めるためのホルモン剤の使用が認められていたり、抗生物質が日常的に使われていたりなどの問題があることをご存知ですか？**

これらのホルモン剤や抗生物質は、その牛の肉を食べることで、私たちの体に入りこみます。**取り込まれた抗生物質は、わたしたちの体内で耐性菌（抗生物質の効かない変異株）が生じる原因となるかもしれず、もしそうなれば医療上の問題にも発展します。**

スーパーでは原産地表示が義務付けられていますから、アメリカ産牛肉を避けたい人は避けることが可能です。しかし、**外食やお総菜など表示義務のないところでアメリカ産牛肉が使われている可能性は高く、知らずに食べている人が多い**でしょう。

外食や中食（あらかじめ調理されているものを自宅で食べること）でアメリカ産の牛肉がよく使われる理由は、ほしい部位だけを何トンというふうに輸入できるメリットがあるからです。国産牛、オーストラリア産牛は基本的に一頭買いのため、都合のよい部位だけを購入するのが難しいのです。某有名牛丼店の牛丼はアメリカ産牛肉というのは有名な話ですが、このメリットが大きく関係していそうです。

アメリカ産牛肉のほぼ100%が輸入対象になってしまう可能性が

BSE対策に関して万全を期してきた日本ですが、厚生労働省は2013年2月、アメリカ産牛肉の輸入規制を緩和しました。「牛の月齢を20カ月以下から30カ月以下にする。特定危険部位の除去を全月齢から30カ月以上のみにしても、リスクの差は（あったとしても）非常に小さく、人への健康影響は無視できるから」という食品安全委員会の答申を受けたのが理由です。

それまでの「20カ月齢以下、特定危険部位については全月齢にて除去」という輸入条件下では、アメリカ産牛肉全体の2割程度しか日本に輸入されることはありませんでした。

しかし、30カ月齢以下の牛肉を輸入できるようになれば、**ほぼ100%が輸入対象になります**。アメリカ産牛の肥育期間は、14～22カ月齢だからです。この規制緩和には消費者団体がかなり反対しましたが、聞き入れられませんでした。

その他の国の牛肉はどうでしょう。２０１２年にブラジルで初のＢＳＥにかかった牛が見つかったことから、ブラジル産は1年間輸入停止処分となりました（２０１３年4月に輸入再開）。また、２０１３年4月、検疫場の輸入時検査において、輸入条件に合致しない頭部と舌部が発見されたという理由で、フランス産とオランダ産の仔牛肉が輸入停止となりました。大きく報道はされていませんが、ＢＳＥ問題は静かに継続中とも言えます。

しかし今後もさらに、輸入牛肉の月齢制限についての見直しが行われる予定です。このままでは、**月齢制限がいっそう緩くなってしまう可能性があります。**本当に大丈夫なの？という不安はぬぐえません。

どこで生まれて何を食べたかがきちんとわかる日本の牛

現在の日本では、和牛及び国産牛の全ての履歴を追うことができます。ＢＳＥ発生から3年経った２００４年の12月、「牛の個体識別のための情報の管理及び伝達に関する特別措置法」（牛肉トレーサビリティ法）が施行されました。これにより日本産牛肉は、牛の出生から屠畜《とちく》場で処理されて牛肉に加工され、小売店に並ぶ一連の履歴を10桁の個体識別番号で管理し、取引のデータを記録することになりました。牛の耳につけられた小さなピックのようなものに番号が振られて、それで管理しているのです。

BSEがあったからトレーサビリティのしくみが作られたとも言えるのですが、このしくみが功を奏したのが、原発事故後、セシウムで汚染されたワラを食べた牛からのセシウム検出の事件でした。ワラを食べた牛は日本全国にいましたが、トレーサビリティ法があったため牛の特定が可能となり、回収することができたのです。

手間も暇もかかっていますが、**日本の牛肉は「履歴が追える」という素晴らしいしくみのもとで、販売されているのです。**1つ前の項目では、霜降り牛の疑問などもお話ししましたが、安心して食べられるという点では、和牛と国産牛は群を抜いていると言えます。

まとめ

- アメリカ産牛肉のリスクは、BSEだけにあらず。ホルモン剤や抗生物質が使われている危険性も
- 抗生物質を使った牛の肉は、私たちを抗生物質が効かない体にしてしまう可能性がある
- アメリカ産の牛肉がよく使われているのは、ほしい部位のみ輸入できるから
- 今後は、外国産牛肉の輸入が推進されていく可能性が高い
- 和牛と国産牛は、出生から食肉加工されるまで追跡することができる。徹底管理されており、安心できるものである

ミネラルウォーターより安い牛乳の作り方

低温殺菌と超高温瞬間殺菌とでは天と地ほど味が違う

市販の一般的な牛乳は、超高温瞬間殺菌（ＵＨＴ）という方法で殺菌されています。超高温瞬間殺菌とは80〜85℃で5〜6分の予備加熱をした後、１２０〜１３０℃で2秒間の高温で殺菌する方法。この殺菌法は、言ってみれば牛乳を2秒間グラグラと沸騰させるようなもの。このとき牛乳のたんぱく質が変性し、独特のニオイがつき、味が変わってしまいます。これは牛乳のコクと誤解されていることが多いのですが、実は**たんぱく質が焦げたニオイであると言われています。**

一方、低温殺菌（ＬＴＬＴ）牛乳の多くは、63〜65℃で30分間加熱し、有害な菌のみを殺菌します。パスツールがワインの殺菌法で発見したことから「パスチャライズド」とも呼ばれます。この殺菌方法は、手間と時間がかかる上、そもそもの牛乳の品質が良くないといけないことなどもあり、価格的には超高温瞬間殺菌牛乳よりも割高になります。しかし、**ゆっくりと低温で殺菌することから、牛乳の味も香りも損なうことなく、牛乳本来の**

味を楽しめる殺菌方法と言われます。

牛乳嫌いの人がいますが、実はその苦手な理由は、超高温殺菌中につく独特の焦げ臭であることが多いと思います。焦げ臭のない低温殺菌牛乳は甘くて美味しく、飲み比べてみるとその違いは歴然としているからです。

焦げ臭のことを牛乳のコクだと思っている人は、低温殺菌牛乳の味が薄いと言います。しかし低温殺菌牛乳に慣れると、美味しいはずだったそのコクが不自然に感じるようになり、最後には気になって飲めなくなる人も多いようです。

「低温殺菌牛乳の方が美味しいのに、なぜ、スーパーで見かける牛乳のほとんどが超高温瞬間殺菌牛乳なの?」

こんな疑問が聞こえてきそうですが、それには理由があります。その昔、日本に牛乳が流通し始めた頃は、ほとんどのメーカーでは低温殺菌法で牛乳を殺菌していました。しかし、今ほど流通事情が整備されていなかったため、牛乳が傷むのも早く、牛乳が悪くなることも多かったそうです。

そんな折、大手乳業メーカーが高温殺菌法の機械を導入し、効率よく牛乳を殺菌することができるようになりました。その後ほとんどのメーカーがそれに追随し、超高温瞬間殺菌牛乳が主流になったのです。**現在では低温殺菌牛乳を作っているのは一部のメーカーのみ。効率が美味しさを駆逐《くちく》した残念な例**とも言えるでしょう。牛乳を買う機会があったら、ぜひ一度、低温殺菌牛乳を試してみてください。

本来なら草を食べる牛に穀物を食べさせている

動物の乳がどのように作られるかご存知でしょうか？　複雑な工程のご説明は割愛しますが、おおまかに言うと原料は母体の血液。血液が乳房で子どもに飲ませる栄養豊富な飲み物に変化し、乳となるのです。

牛乳の素も同じく血液。当然、**健康的でバランスのいい食事を摂っている牛の乳が、美味しい**ということになります。

では、牛乳が美味しくなる牛の飼料、つまり牛が健康でいられる飼料とは一体、何でしょう？　牛の本来の主食は草。つまり牧草です。

しかし、現在の日本の酪農家では穀物飼料を食べさせているところがほとんど。その理由のひとつが、我が国の土地の狭さにあります。乳牛に牧草を食べさせて育てるために必要な草地の面積は、一頭あたり1ヘクタールと言われています。そこで、限られた土地で最大の乳量を上げるための、効率の良い日本型の酪農が生まれました。戦後、アメリカから輸入した安価な穀物を食べさせ、牛乳をたくさん出す品種を選択し、1頭あたりの乳量を増やす飼育技術が生み出されたのです。

現在、日本で主流となっている乳牛のエサとなる穀物と粗飼料（生草、乾草など）の割合は6：4、つまり飼料の6割が穀物となっています。穀物には、牛の乳の量を増やし、乳脂肪率を高くする効果があるので、穀物飼料を食べているホルスタイン種は、年間8千～1万リットルの乳を出します。

では、穀物をほとんど食べず、牧草主体で育ったホルスタイン種の乳の量はどれぐらいなのでしょうか。なんと、年間わずか4千リットル程度。**穀物飼料を食べて育った牛はその倍近い乳を出すのですから、いかに牛に無理をさせているの**かがわかります。

狭い国土で効率よく牛乳が生産できるようになったことで、昔は病気のときにしか飲めなかった牛乳が、**今ではミネラルウオーターよりも安い価格で売られるようになりました。**

しかし、牛乳を安価で生産できる方法を編み出したにもかかわらず、低カロリー飲料ブームの影響もあり、消費者の牛乳離れが進んでいることは深刻な問題。事実、牛乳の消費量は年々減り続けています。どこかで何かを間違えてしまったような気がするのは、私だけでしょうか。

まとめ

- **牛乳が苦手な人は、超高温瞬間殺菌によるたんぱく質の焦げ臭が理由である可能性が高い**
- **低温殺菌だと、牛乳本来の美味しさに出会える**
- **狭い日本で安い牛乳を手に入れるには、牛に無理をさせる飼育方法はある意味やむを得ない**

多くの乳牛は
遺伝子組み換え作物を食べている

乳牛が広大な牧場で放牧されているという幻想

さて、乳牛はどのように育てられているのでしょうか。
牛乳のＣＭを見ると、広い牧場でのんびりと牛が草を食《は》んでいるイメージカットが映し出されますが、ホルスタイン種を代表とする**乳牛が放牧されることはほとんどありません。**時折、運動場に出してもらって運動する以外は、基本的には牛舎に入れられ（時にはつながれて）、朝から晩まで、食べては搾乳《さくにゅう》されています。

乳牛のライフサイクルを見てみましょう。乳牛は生まれてからおよそ2年で、最初の妊娠をします。妊娠期間は約９カ月。出産後仔牛は別の牛舎で育てられ、雄なら肉牛、雌なら乳牛になります。

搾乳期間は10カ月程度。途中で種付けされますが乳は出続けます。搾乳期間が終わると、出産まで2カ月ほどお休みして、再び出産→搾乳というサイクルを繰り返します。

このサイクルが繰り返されるのはだいたい４回で、寿命は５〜６年。その後は乳量が減ってくるので廃牛となり、食肉やペットフードに加工されます。

ほとんどの消費者が広大な牧草地で草を食んだ牛の乳を飲んでいると思っているようですが、**実際の乳牛は狭い牛舎と運動場を行ったり来たりしながら、その命を終える時まで妊娠・出産・授乳を繰り返している状態。そもそもが草を食べる動物なのに、穀物を食べさせられていることで病気になってしまうこともあります。そのため、抗生物質や薬剤の投与が欠かせません。**

また、**牛の飼料であるトウモロコシや大豆かすなどの多くが、現在、遺伝子組み換え作物です。**遺伝子組み換えでない穀物を与えている酪農家もいますが、その際は飼料の値段が3割増し程度になるため、安く売ることは難しくなります。

スーパーに並んでいる、ミネラルウオーターより安い牛乳は、のびのびと放牧されて草を食べている牛の牛乳ではなく、そんな牛たちの牛乳であることは、あまり知られていません。

健康な牛の乳を飲みたければ知っておきたい「山地酪農」

現在、日本で流通しているほとんどの乳牛は、乳量が増えるよう穀物飼料（濃厚飼料）を食べ、狭い牛舎で暮らしています。限られた土地しかない日本では仕方がない面もあるのですが、そんな日本の酪農に一石を投じている人々がいます。

これは、中山間地でも可能な日本型の酪農で、「山地酪農（やまちらくのう）」と呼ばれるものです。現在も数カ所、実践している牧場があります。

山地酪農では、傾斜地でも平気な牛の習性をじゅうぶんに利用し、山や森に放牧します。放牧している間に、地面は牛の体重と蹄《ひづめ》によりならされて、牧場になっていきます。種をまいて牧草を栽培しているところもありますが、自然の草を食べさせているところもあります。交配も分娩《ぶんべん》も牛まかせ。穀物飼料は搾乳時におやつとしてちょっぴり食べさせてもらえるだけなので、**乳量はそう多くありません。当然、牛乳のお値段も高くなります。**

とはいえ、そもそも**牛の生態に合ったストレスのない状況で育っているため、病気の心配も少なく、抗生物質や薬剤の投与もそれほど必要ではありません。**放牧されている牛たちは、皆思い思いの場所に寝そべったり立ったりして、日がな一日のんびりしています。夕方には搾乳をしてもらいに山を下りてきて、搾乳の順番をじっと待ち、牛舎で休みます。翌朝また山に上るときには、うれしそうに走る牛もいます。そういう牛の牛乳は、安全性に加え、さっぱりした味わいの中に豊かなうまみが感じられ、本当に命を頂いている気がするものです。

牛乳は仔牛を育てる命の源。それが水よりも安いこと自体が、何かおかしいのかもしれませんね。

生乳に近い味わいを楽しむなら低温殺菌のノンホモ牛乳がオススメ

牛乳の値段とは別の話になりますが、最後に、前項では出てこなかった美味しい牛乳に出会うためのお話をひとつしておきます。

現在、日本で流通している牛乳の多くは、成分中の乳脂肪を細かくする加工を受けています。これをホモジナイズド（均質化）と言います。そうすると脂肪が均一になって、表面に脂肪が浮いてくるのを防げるのです。日本には、脂肪が浮いてくるのを嫌がる消費者が多いせいか、この牛乳が多数派となっているようです。

それとは逆に、均質化していない牛乳をノンホモ牛乳と呼びます。**このノンホモ牛乳だと、さらに生乳に近い味わいが楽しめるのです。**ノンホモ牛乳は均質化しなかった脂肪分＝クリーム分が上部に浮きます。この部分を生クリームとしてコーヒーなどに利用し、残りの部分を低脂肪乳として味わうこともできます。

ノンホモ牛乳を飲まれたことがない方は、ぜひ試していただきたいと思います。

まとめ

- **ホルスタイン種を代表とする乳牛の多くは、放牧ではなく狭い牛舎で一生を終える**
- **山や森で放牧された山地酪農による牛の乳は美味しい**
- **牛乳本来の味を知りたければノンホモ牛乳もオススメ**

物価の優等生「卵」の
恐るべき作り方

卵の殻と黄身の色は栄養価とは関係なし

スーパーに行くと、茶色い殻の卵と白い殻の卵が並んでいます。なんとなく、**白い卵より茶色い卵の方が自然な状態で飼われた栄養価の高い卵のように思って、**茶色の卵を選ぶ人も多いのではないでしょうか。しかし、これは卵を産む鶏の種類が違うだけ。**どちらも栄養的にはさほど違いはありません。**

また、**黄身の色が濃い方が栄養価が高いと思っていませんか？　これも単なるイメージです。**黄身は飼料によって色が変わるため、パプリカや緑餌《りょくじ》、その他ビタミン添加の飼料を与えれば、濃い色の黄身にすることができます。

市場に出回る卵の黄身の色は、飼料に使われている穀物（主にトウモロコシ）のカロテンの色。そのトウモロコシの多くが遺伝子組み換え作物なのですが、消費者がわかるようには表示されていません。卵だけでなく、肉牛や乳牛、豚も、遺伝子組み換え作物（主にトウモロコシ）主体の飼料を食べています。

昨今はトウモロコシ飼料の割合を減らそうと、鶏に米の飼料を食べさせる取り組みが始まっています。しかし、その鶏の卵の黄身は薄い黄色のため、**オレンジ色の黄身に慣れている消費者は気味悪がって買ってくれません。これが米を飼料にしている農家と、それを販売する小売業者の悩みの種。**

黄身の色と栄養価は関係ない。このことをもっと知ってもらいたいと思います。**卵の価値は黄身の色ではなく、飼育方法と飼料にあるのです。**

太陽の光を一生浴びずに死んでいく鶏たち

養鶏は他の畜産物と比較して、効率化がかなり進んでいます。それが「ウインドウレス鶏舎」と呼ばれる、窓がなく日の光が一切差し込まない大型の鶏舎での養鶏。給餌《きゅうじ》も採卵も全てが自動で行われ、単位面積あたりの飼養《しよう》数が多いため、経費はより削減できるようになりました。**こうして価格を抑えた卵が生産されているため、ここ何十年も卵の価格は変わらないのです。**

最新のウインドウレス鶏舎の中で、鶏は、約60㎝×40㎝×高さ40㎝のバタリーケージ

（以下、ケージ）と呼ばれる狭い檻《おり》に7羽程度入れられています。**一羽あたりの面積は、B5サイズのノート1冊にも満たない**のです。ほとんど身動きが取れず、窓のない鶏舎で日光も浴びず、常に仲間と触れ合っています。**ストレスがたまり、鶏同士でつつき合うた**め、その予防にヒナのうちに嘴《くちばし》の先を切られます。嘴の先を切られてもエサは食べられるのですが、**切られた直後にはショックのあまり何も食べなくなるヒナもいる**とか。鶏舎では、このような鶏が詰まったケージが何段にも積み上げられ、何千羽もの鶏が卵を産んでいます。

ウインドウレス鶏舎は、鶏インフルエンザのリスクが少ないとされている超最新の施設です。しかし、**人工照明のもとで、ただひたすらエサを食べて卵を産んでいる鶏が産む卵は、果たして食べものと言えるのだろうか**と思ったりもします。

さて、この鶏たちの寿命は何年くらいなのでしょうか。

採卵用の鶏は約1年で産卵率が落ちてきます。ここで鶏を更新する場合もありますが、**1週間～10日程度水のみを与え、強制的に羽を抜け替わらせる「強制換羽」を行う養鶏農家もいます**。これは鶏の羽が抜け替わる「換羽」という性質を利用し採卵率を向上させる技術。鶏は再び品質のいい卵を産み始めます。新しいヒナを買うより経費が抑えられるということでしょう。次に採卵率が落ちてきたら、ようやく廃鶏となり、鶏は肉や肥料になります。

生後110日くらいで鶏舎にやって来て、その後約2年間、全く外に出ることもなく卵を産み続ける鶏。現在スーパーで売られている安い卵のほとんどは、このような鶏が産んでいることをご存知でしたか？　卵が安いのにはちゃんと理由があるのです。

鶏の飼育方法が違うだけで卵の味は大きく変わる

昔ながらの鶏の飼い方「平飼い養鶏」をご存知ですか？　平飼い養鶏では、開放された鶏舎で鶏たちはケージに入れられることなく、自由に地面を歩き回っています。太陽の光を浴び、土を食べ、時々ほかの鶏をつついたりして気ままに暮らします。

平飼い養鶏は、現在主流の狭い檻に閉じ込めるケージ飼いと比較して効率が悪く、卵拾いなどの手間もかかるため、その卵はどうしても割高になります。

平飼い養鶏で、なおかつ非遺伝子組み換え作物のエサ（NON－GMO飼料）を与えている農家もいます。ただこの場合、卵の値段は**10個入りで500円程度が相場となります。**10個入りの1パックが200円程度の卵も多いため、「うわっ、高い！」と思うかもしれませんが、**栄養添加されたケージ飼いの卵でこれ以上の価格のものもあります。**単に栄養を添加しただけの卵と、のびのびと健康に育ちNON－GMO飼料を食べている鶏の卵、どちらが健康的でしょうか。

平飼い卵は本当にしみじみと美味しく、命を頂いているという気がします。それ自体ひとつの生命であり、命の素でもある卵が、どのように作られているか知っている消費者がほとんどいないことに、大きな問題があるのではないでしょうか。

しかも、ＥＵではケージの使用を禁止し、アメリカでも同様の動きが進んでいるというのに、なぜか日本では逆行しています。２００９年の調査では、**日本ではケージでの飼養方式が98％になり、前年と比較してもかえって増加しています。**おそらくウインドウレス鶏舎が増え、小規模な養鶏農家が廃業しているのでしょう。まるで動物工場のような生産現場の卵。安いことは本当によいことなのでしょうか？

まとめ

- 鶏の飼料の多くは、遺伝子組み換え作物である
- 卵の殻の色と栄養価に、関連性はない
- 黄身の色が濃いほど栄養があるというのは大きな誤解
- とはいえ、黄身がオレンジや黄色でないと卵は売れなくなってしまう
- 1パック200円程度の卵は、日光を浴びず、狭い檻に押し込まれた鶏が産んだもの
- ケージ飼いよりも平飼いの方が、卵の味は断然良い
- 動物に快適な環境を与えるという意識については、日本は後進国である

第3章

日本は遺伝子組み換え作物の輸入大国

遺伝子組み換え食品は知らないうちに食べている

全ての遺伝子組み換え食品が表示されているわけではない

現在、**日本に輸入されている遺伝子組み換え作物は8品種。トウモロコシ、大豆、ナタネ、綿実、アルファルファ、テンサイ、ジャガイモ、パパイア。この中でもトウモロコシの輸入が群を抜いて多く、その後、大豆、ナタネと続きます。**これらは主に牛や豚、鶏の飼料として、また食用油に加工されています。

さて、遺伝子組み換え食品をなんとなく食べたくないと思っている人は、「遺伝子組み換えでない」と表示しているものを選択していらっしゃるでしょう。遺伝子組み換えと書いてなければ入っていない。そんな勘違いをしていませんか？

実は日本で**遺伝子組み換え作物の表示が義務付けられているものは、先の農産物8品種と加工品33品目だけ。食用油や醤油のように、主原料に使われていても表示義務がないものすらあります。**

また、**表示義務がある原料は、原料の重量の上位3品目に限られます。しかも、上位3**

品目に含まれていても、重量が全体の5％未満であれば表示しなくていいことになっています。つまり、少量の使用であれば表示する必要はないのです。

実は、**微量に含まれるものにこそ遺伝子組み換え原料が使われています。**ほとんどの加工品に入っているコーンスターチや大豆レシチン、調味料（アミノ酸）の多くは、遺伝子組み換えトウモロコシが原料。これらは、表示の必要がありません。

また、自国で穀物が自給できない日本は、遺伝子組み換え作物の輸入大国でもあります。輸入した遺伝子組み換え作物は、家畜が食べる飼料となり、安価な牛肉、豚肉、鶏肉、さらには牛乳や卵へと姿を変えます。牛、豚、鶏などが遺伝子組み換え飼料を食べていることを、消費者はほとんど知りません。なぜなら表示がされてないからです。

飼料以外でも、油、清涼飲料水やアイスクリームなどに使われている異性化糖（果糖ぶどう糖液糖・ぶどう糖果糖液糖）、にも表示義務はありません。製品に加工される過程で、DNAが除去されているというのが理由です。

一方でEUでは、全商品に表示が義務付けられています。EUでは遺伝子組み換え食品は、飼料に至るまで全て表示されています。消費者は自分の食べているものを選択する権利を与えられています。日本ではそうではありません。

日本人は「食べてない」と思い込んで大量の遺伝子組み換え食品を食べているのです。

遺伝子組み換え作物なくしては日本の食生活は成り立たない

日本で輸入されている遺伝子組み換え作物で最も多いトウモロコシですが、何に使われているのか、なかなかピンときませんよね。その大半である65%が、畜産飼料になります。その他は、コーンスターチやコーンフレークの原料になるコーングリッツなどに加工されます。

トウモロコシの総輸入量は年間約1500万トン。**日本での自給率は1%を切っています。**主にアメリカ、ブラジルから輸入しているのです。

遺伝子組み換え作物の輸入量第2位となるのが大豆。年間で約300万トンもの量を輸入しており、そのほとんどが油、飼料、食品に加工されます。日本の大豆の自給率は7%。

スーパーでよく**「国産大豆使用」と書いてあるのを見かける豆腐や納豆、醤油以外は、輸入大豆で作られていると言ってもいいでしょう。**

第3位は、ナタネ。年間で約250万トン輸入され、ほとんどが油になります。こちらも**自給率は1%にも満たないのです。**これらの輸入穀物の総量の約78%が、遺伝子組み換え作物だと考えられています。日本人は年間1600万トンもの遺伝子組み換え作物を輸入し、直接、または間接的に食べているのです。

この数字、どれぐらいかというと、**日本人が1年間に食べるお米の量の約2倍**にあたります。ものすごい量の遺伝子組み換え作物を食べているということですね。**食べていないなんてことはあり得ない**ことがわかります。

遺伝子組み換え作物はありとあらゆる食品に入っており、避けることは困難です。**遺伝子組み換え作物なくしては、日本の食生活は成り立たない**と言ってもいいぐらいです。

「食べる」「食べない」は個人の自由ですが、使われているという事実、食べていないつもりで実は食べている可能性が高いことを、まず知ること。全てはそこから始まるのではないでしょうか。その上で、ご自身や家族にとってベストな選択をしてください。

まとめ

- 遺伝子組み換え作物がないと、日本の食生活は成り立たなくなってしまった
- 日本は遺伝子組み換え作物の輸入大国である。その量は、日本人の年間米消費量の約２倍
- 遺伝子組み換え作物の表示が義務付けられているのは、農作物８品種と加工品33品目のみ
- 油、醤油、異性化糖（果糖ぶどう糖液糖など）は遺伝子組み換えの表示義務がない
- 上位３品目に該当していても、全重量の５％未満であれば、表示義務のあるものでも表示しなくてよい
- 微量に使われる原料こそ、遺伝子組み換え作物が使われている可能性が高い

遺伝子組み換え作物を
安全だと判断することはできない

日本は遺伝子組み換え作物大国のアメリカに頼りきっている

日本の牛や豚や鶏の飼料は、海外から輸入された穀物に頼っており、その約50％がトウモロコシです。これらの**トウモロコシは現在、約75・5％がアメリカから輸入されています（2012年）。そして、アメリカのトウモロコシの作付面積の約88％が、遺伝子組み換えトウモロコシです。いつの間にこんなに増えたのでしょう。**

遺伝子組み換え作物は開発当初、それほどの広がりを見せませんでした。しかし、バイオエタノール（農作物などから作るアルコール）の需要が高まったことから、一気に広まりました。「病気や虫に強く、収量アップが見込めるため、世界の食料危機を救う」と言われている遺伝子組み換え作物。最近では、実際に単位面積あたりの収量が増加しているというデータもあります。

遺伝子組み換え作物は現在、主に除草剤耐性、殺虫性、その両方の性質を持ったものが栽培されています。しかし、同じ除草剤をまき続けたことで、**除草剤に耐性を持つスーパー雑草が生まれたり、殺虫性トウモロコシばかり栽培したため、殺虫成分が効かない抵抗性を持った虫が登場したりと、問題も起きています。**

また、遺伝子組み換え作物に対しては「知的所有権」が適用されるため、農家はそれまで当たり前に行っていた自家採種ができなくなり、種を種苗《しゅびょう》メーカーから買わなくてはならなくなりました。また、地域の作物との交雑により在来種が駆逐されるなどの懸念もあります。

遺伝子組み換え作物が安全か危険かという議論になると、いろいろな情報が錯綜《さくそう》し、どう判断していいか一般の消費者にはよくわかりません。危険ではないという根拠のひとつに、「遺伝子組み換え作物が登場して17年間、健康被害は一切起きていない。だから安全」だという人がいます。

有史以来食べられてきたものと、たった17年間しか食べられていないものを同列に論ずるには無理があるのではないかとわたしは考えています。農薬や食品添加物の中には、何十年も使われてきた後に、毒性が高いということで急に使用禁止になったものがあるからです。

ただ、安全・危険という二者択一で論じられないのが遺伝子組み換え作物。単純な物差しだけで判断すると、遺伝子組み換え作物の問題点がわかりづらくなります。遺伝子組み換え作物は、安全性以外にもさまざまな問題のある作物なのです。

まとめ

- **急に使用禁止になった添加物や農薬を思えば、遺伝子組み換え作物は安全だと言うのは早計である**
- **遺伝子組み換え作物により、除草剤に耐性のある雑草や、殺虫成分が効かない害虫が誕生してしまった**
- **アメリカのトウモロコシ畑の約９割が、遺伝子組み換え作物用となっている**

遺伝子組み換え作物使用の
培地で栽培した
きのこを食べている可能性がある

原木《げんぼく》栽培と菌床《きんしょう》栽培の2種類の育て方がある

きのこの中で、もっともポピュラーなものといえばシイタケ。その**栽培法には「原木栽培」と「菌床栽培」の2種類があります**。皆さん、この違いをご存知ですか？

「原木栽培」として一般的なのは、一定の長さに切ったナラやクヌギなどの広葉樹をホダ木（穴をあけた木。その穴にきのこの菌を植え付けて栽培を行う）として使用する方法。使い終わったら薪《まき》にして最後まで利用できるという、日本ならではの循環型の栽培方法です。日本でのシイタケ栽培の歴史は古く、江戸時代中ごろから行われていたという記録があります。

さて、スーパーに並んでいるのは全てこの原木栽培だと思っていませんか？　ラベルをよーく見てみましょう。「菌床」と書いてありませんか？　これは広葉樹のオガクズに米ぬかなどの栄養剤を添加し、それを成型した培地に植菌する菌床栽培で作ったきのこです。

スーパーで売られているきのこ類は、枯れた木を食べものにする菌、木材腐朽菌《ふきゅうきん》です。

この仲間は栽培が比較的簡単なため、現在スーパーで売られているのはほとんど木材腐朽菌のきのこです。ちなみにマツタケは、生きている木と共生関係を結ぶ菌根菌なので、栽培は不可能だとされています。

自然界では、きのこは枯れた樹を分解しながら増殖し、菌が全体に行き渡ると、胞子（種のようなもの）を飛ばすための子実体《しじったい》という器官を発生させます。これがわたしたちが食べているきのこ。繁殖のための器官を食べていると知ると、なんとなく複雑ですね。

シイタケ嫌いも食べられる香り高い原木シイタケ

原木栽培は自然界での発生に限りなく近い育成方法なので、きのこが発生するまでに約1年という時間がかかります。

一方で菌床栽培は、人工的な培地を使っているので菌が充満しやすく、発生までにかかる日数は原木栽培の1／3の120日。**早くきのこが収穫できるという効率の問題から、現在では菌床栽培のシイタケが主流**になっています。

しかし、ホダ木を1年かけてゆっくり分解し、満を持して発生する**原木シイタケは食感がよく、濃厚な味わい。食べた瞬間にはまさに「木の子」と言いたくなるような木の香りが口中に広がります。**自然環境下で栽培されることから、シイタケの形はまちまちで見た目はなんとなく悪かったりもするのですが、鍋に入れるとシイタケからもいい出汁《だし》が出て、より深みのある味わいにしてくれます。

この原木シイタケと比較すると、**菌床栽培のシイタケはクニャッと柔らかく、独特のニオイがあります。**これは培地のニオイでしょう。そして悲しいことに、鍋に入れるとこのニオイが出てきます。

シイタケが苦手な人は、ひょっとしたら菌床栽培のシイタケだけが苦手なのかもしれません。わたしは原木シイタケを食べ始めてからシイタケ嫌いが解消されました。おそらく知らないままで食べずにいる人が、かなり多いのではないかと思います。

菌床栽培のシイタケは原木シイタケに比べ、手間暇がかからないことから、安価で供給することができます。

一方で、原木シイタケは価格が高いということと、最近では放射能汚染された原木が流通してしまった件もあり、店頭で見かけることが少なくなってきました。売っていない店すらあります。

もともと経費も手間もかかる原木シイタケ農家は、昔からシイタケを栽培している高齢者が多いため、原発事故後に廃業する例も増えています。

そのうち日本のシイタケは、菌床栽培のものだけになってしまうのではないでしょうか。

きのこは電気でできている

栄養価が高く、低カロリー。きのこ類は今、優れた機能食品として注目を集めています。

スーパーのきのこ売り場に行くと、人気のエリンギをはじめ、昔からおなじみのシイタケ、なめこ、エノキダケなど種類も豊富で、最近では形状の変わったヤマブシダケや色合いのきれいなタモギダケなど、きのこ売り場を眺めているだけでも楽しくなります。でも、それらのほとんどが人工的な培地「菌床」で栽培されています。

昔から菌床栽培されているエノキダケは、細長いポットで栽培されていて、ちょうど1

パックが1ポット。ほとんどのきのこは秋に発生しますが、エノキダケの旬は冬。なんだか意外ですね。そのため、エノキダケの栽培工場は常に冷房が効いています。さむ〜い中、エノキダケは粛々と生育しています。

さて、きのこというと山地のような大自然の中で育てられているように思われていますが、実は**最新の工場で完璧な温度・湿度管理とクリーンな環境で栽培されています**。何しろきのこは菌類。雑菌に非常に弱いのです。

栽培する人間も、雑菌の塊のようなもの。雑菌が繁殖するときのこが全滅することもあるため、衛生管理には大変気を使います。小規模なきのこ農家では、きのこの栽培室をホルマリンで消毒する人もいたようです。

この**完璧な温度と衛生管理を得るために必要なのが電力**です。一日中空調を効かせて一定の温度を保ち、入り口には減圧の機械を設置して外気が入らないようにしたり、培地を殺菌するためにボイラーを焚《た》いたりと、きのこ栽培には大量の電力を消費します。**「きのこは電気でできている」と言われているくらいです。**

大自然に自生しているイメージの食べものであるきのこが、電気で作られていることを知るとなんとなく複雑ですよね。

また、あまり知られていませんが、**一部のきのこの培地に、トウモロコシの軸「コーンコブ」が使われている場合が多いのですが、これは遺伝子組み換えトウモロコシの可能性があります。**きのこが分解しやすいこと、広葉樹のオガクズより入手しやすいことなどから、最近の培地ではスタンダードなものになっています。また、きのこの栄養剤としてコーンスターチが使用される場合もあります。こんなところにも遺伝子組み換え作物が使われている可能性があるのです。

まとめ

- **きのこが、遺伝子組み換え作物によって栽培されている可能性がある**
- **菌床栽培のシイタケよりも、原木栽培のシイタケの方が格段に美味しい**
- **きのこは電気で作られている**

第4章

有機栽培をはじめ あまりにも知られていない 肥料にまつわる話

日本人の9割は有機農産物のことを正しく理解していない

有機農産物は日本の農産物のわずか0・24％

そもそも有機農産物ってどんなものか、皆さんはご存知ですか？

まず、有機栽培されたものには有機ＪＡＳマークが貼られています。このマークは、ものすごく簡単に言うと、登録認定機関に有機圃場《ほじょう》（畑）認定された畑で生産された農産物に添付できるものです。**有機ＪＡＳ認定を受けていない畑で栽培したものに「有機」と表示して販売してはいけません。**認定されるためには、3年間**決められた農薬と〈肥料及び〉資材のみを使ったことが確認される必要があります。**

この農薬と〈肥料及び〉資材には非常に細かく決まり事があり、少しでも間違えると登録取り消しです。農家はその確認をしながら栽培し、栽培の履歴を日誌につけなくてはいけません。伝票も整理し、トラクター等の機械も非有機の畑に入った後はいちいち洗浄しなくてはなりません。それらの記録と保管されている伝票の確認、現地検査などを認定機関が行い、ようやく有機ＪＡＳ認定を取得することができます。

検査は毎年あります。一度有機ＪＡＳに認定されると、**取り消すまでは日誌・記録・検**

査はエンドレス。お金も手間暇もかかる、それが有機ＪＡＳ認定です。

現在の日本の農産物総生産量の中で、有機農産物の割合はわずか０・24％（平成23年度）にとどまっています。郊外のスーパーや普通のスーパーには有機野菜はほとんど販売されていないのです。その理由は何なのでしょう？

販売するのが難しく リスクが多い有機農産物

なぜ有機農産物が広がっていかないのか。作る側と売る側それぞれに事情があります。

まず、作り手となる農家の場合。**有機ＪＡＳ認定は畑に対して与えられるもの**ですから、その畑では有機ＪＡＳに合致した栽培をしなくてはなりません。しかし輪作（同一耕地で、一定年限をおいて異なる種類の作物を交代に繰り返し栽培すること）体系の中では、栽培する作物によって農薬を使いたいことがあります。また、何かあったときに農薬を使えないというリスク回避のため、普段は無農薬で栽培していても有機認定を取らない人もいます。また、手間暇かけて有機ＪＡＳ認定を取得しても、一向にいい価格で取引できないため、認定を取り消してしまう農家もいます。

いい価格で取引できないその理由は、有機野菜に対する認知度の低さと、積極的に販売しづらいスーパーマーケットのしくみ、そして有機ＪＡＳ認定の決まり事にあります。

スーパーでは野菜の利益率が低いというのは有名な話。そのため、余った野菜対策としてスーパーはカット野菜やお総菜に加工し、できるだけ利益を回収しています。

そこでネックになるのが、有機農産物の決まり事。有機農産物をパックから出したり手を加える場合は、スーパーは「小分け認証」を取得しなくてはなりません。

スーパーでは通常、入荷した野菜に傷みがあった場合や、在庫中に傷みが発生した場合、手直しして販売しています。悪くなったところだけ取り除けばまだ売れますから、当然ですよね。しかし有機農産物に関しては小分け認証がないとそれができないため、ほんの少し傷んだだけで丸ごと廃棄しなくてはならないのです。

有機農産物は仕入価格が高く、スーパーにとってはリスクの高い商品です。割高で認知度の低い有機農産物を選んで買う人が少ないことと、入荷しても損をする可能性が高いの

が相まって、「入荷しない方がまし」という選択をされてしまうことが多いのです。

農家は高く売れないから作らない、スーパーは認知度が低いから売らないという理由で、有機農産物はなかなか広がっていかないのです。負のスパイラルに陥っているとも言えるでしょう。

有機JAS認定を理解しているのは日本人のわずか5%

有機農産物の認知度が低いと言ってきましたが、どの程度低いのか、興味深いデータがあります。

有機農産物については雑誌などでも間違って書かれているのをよく見かけますから、きちんと知識を持っていない人が多いのだろうなあと思っていましたが、生産者、メーカー、消費者を含む6900人を対象とした調査によると、**「有機・オーガニック」という言葉を正確に理解している人は5%**しかいないという衝撃の調査結果が公表されたのです。

（オーガニックマーケティング協議会・2010年）

「有機・オーガニック」という言葉を知っている人は97%もいるにもかかわらず、きちんと理解している人が5％ですから、**92％の人々が有機・オーガニックがどのようなものかはっきりとわからないまま、その言葉を使ったり聞いたりしている**ことになります。

「有機・オーガニック」という言葉の意味がきちんと伝わる必要がありそうですね。

まとめ

- **有機農産物の正しい意味を知っているのは5％。92％の人が、有機農産物の意味を誤解している**
- **平成22年度の有機農産物は、農産物総生産量の0・24％しか存在しなかった**
- **栽培の手間の割に、有機農産物の認知度はかなり低く、高く売るのは難しい。それもあってか、有機農産物はあまり売られていない**

「無農薬」「低農薬」とうたって
農産物を売ってはいけない

有機農産物以上に認知度が低い特別栽培農産物

一般栽培（慣行栽培）の農産物はどのように作られているかわからないから不安。だけど有機農産物はなかなか近所のスーパーで見かけない…。

そんなとき、**もうひとつの選択肢として「特別栽培農産物」があります。**では、「特別栽培農産物（以下、特栽）」とは何でしょう？

特栽の基準は農林水産省の「特別栽培農産物に係る表示ガイドライン」で定められています。**どこの誰がどのように作ったか、きちんと履歴が追えることから、有機農産物に次いで信頼性が高い**と言ってもいいでしょう。基準は「その農産物が生産された地域の慣行レベル（各地域で慣行的に行われている節減対象農薬及び化学肥料の使用状況）に比べて、**節減対象農薬の使用回数が50％以下、化学肥料のチッソ成分量が50％以下で栽培された農産物**」となります。各県でホームページにて、特栽基準の一覧が公開されています。

しかしこの特栽、絶望的に認知度が低いのです。その理由は、優位性があるのかないのかわかりにくいところにあります。有機農産物が農薬・化学肥料に厳しく制限を与えていることに対し、特栽は50％以下という広い幅を持っているからです。

例えば、防除暦で20回の農薬をまく地域では、10回まいた人も、1回もまかなかった人も、同じ「特栽」の枠の中に入ります。また、地域によって防除暦の回数は違いますから、地域ごとに幅があります。

さらに、スーパーの売り場で積極的に表示されているわけではないため、**消費者の目に「特栽」という文字が触れることはなかなかありません。**

「自然栽培」「自然農法」は農家が自称しているだけである

現在、法的な拘束力が全くないまま「いいもの」のように流通している**「自然栽培」「自然農法」という言葉があります。これらは法的な拘束力がありません。ある意味「言ったもの勝ち」**で使える言葉なのです。

自然農法にきちんと取り組んでいる人ももちろんいますが、自己申告で使っている人も多いため客観性がなく、「本当にそうなのかどうか」は不明なまま。消費者にはその正しさを判断する術はありません。

また、**「特別栽培農産物に係る表示ガイドライン」では「無農薬」「低農薬」と表示して農作物を販売してはいけないことになっています。**

誰がどのように栽培したかきちんとわかる有機農産物よりも、無農薬などのなんとなく良さそうな言葉がいくつかありますが、それがどのようなものか、きちんと理解しておく必要がありそうです。

まとめ

- 「自然栽培」「自然農法」のいずれの表示も、法的な拘束力はない。よって言った者勝ち
- 特別栽培農産物とは、地域の慣行レベルの農薬と化学肥料のチッソ成分量が半分以下で栽培されたもの
- どの農家が作ったのかきちんとわかる信頼性の高さも、特別栽培農産物の強み
- 特別栽培農産物という表示が売り場でされるのはまれなので、どの農作物がそうなのかを知ることは難しい

虫に食われている農作物は「安全で美味しい」というのは幻想

肥料の使い方などの技術が未熟だから虫に食われてしまう

ごくまれに、盛大に虫に食われた野菜を見かけることがあります。

「虫に食われている野菜は安心で美味しい証拠」と言う人がいますが、無農薬や有機栽培でほとんど虫がつかない野菜を作る農家を知っていると、それは少し違うと思います。

もちろん、農薬を散布しないのですから多少の虫食いはあります。しかし**盛大に虫に食われる野菜は、施肥《せひ》（肥料を与えること）設計を失敗したか、技術が未熟な農家が作ったもの**だとわたしは考えています。あまり知られていませんが、有機農家にも技術のある人とない人がいるのです。

時折「有機野菜が危険だ」という見出しが週刊誌等で躍ることがあります。

有機質肥料（主に鶏糞）を大量に畑に投入した有機野菜は、硝酸態窒素《しょうさんたいちっそ》の残留値が高く人体に悪影響を及ぼし、土中に流れ出した硝酸態窒素が地下水に溶け込み、水質汚染にもつながるので環境にも良くないという内容です。

確かに有機農家の中には**有機質肥料だからと、鶏糞堆肥を大量に投入する人がいます。**チッソ分が多い鶏糞を入れすぎると、作物中の硝酸態窒素の残留値が高くなり、害虫の原因となるのです。これは堆肥の成分分析をしていないことや、自分の畑の土壌分析をしていないこともありますが、まず、有機農業の技術が未熟で、知識が少ない人にありがちなミスとも言えます。

堆肥をやみくもに入れれば弊害が出るのは当たり前。そしてそれは、やみくもに化学肥料を入れている慣行農家にも同じことが言えます。**チッソ成分が多すぎれば、有機も慣行も関係なく、野菜にも環境にもよくありません。**なのになぜ0・24％しかない有機農作物に対してのみこのような指摘がされるのか。人々はそんなに有機農作物が嫌いなのでしょうか。

硝酸態窒素を大量に摂取すると、メトヘモグロビン血症などの酸素欠乏症を引き起こす可能性がある上に、発がん性物質が生じる可能性も指摘されています。また、硝酸態窒素の残留値が高い野菜は糖度が低いというデータもあります。

多すぎる肥料を吸った野菜は、安全性が低い上に美味しくもありません。本当に美味しい野菜は、技術がないとできないものだとわたしは思っています。

有機野菜は本当に美味しいのか？

有機野菜の方が美味しいというのは、単なるイメージだと言う人がいます。だからといって慣行栽培の野菜の方が美味しいのかと言うと、そんなことはなく、結局、**食味は作る人の技術によって変わるとしか言えません。**野菜の味は、土の成分や土の中にいる微生物や肥料によって変わるため、農家がどのような土作りをし、どんな肥料を入れて作物を栽培しているかによって大きく左右されます。

例えば、土壌消毒剤で微生物を全滅させ、化学肥料や農薬をふんだんに使って作られた野菜と、長年有機質肥料を投入し、畑の中に微生物がたくさんいて肥料をそんなに入れなくても野菜ができる畑の野菜とでは、やはり後者の方が美味しいもの。そういう畑では虫もあまり発生しません。

そんな畑にお連れして、その場で野菜を食べていただくと、皆さん口をそろえて「こんな美味しい野菜は食べたことがない」とおっしゃいます。人参などは比較的食味の違いがわかりやすいのですが、一度レタスを食べた人から「レタスってこんなに味が濃かったんだ！」と言われ、驚いたことがありました。その方は、「これまで食べてたのは何だったんだろう」と首をかしげていました。

外で食べる、農家の顔を見ながら食べるというプラス面を差し引いても、甘みや味の濃さなどが全然違っていたようです。野菜の味はその野菜ができた土で決まります。**きちんと土作りができていれば、「有機野菜の方が美味しい」と言える**と思います。

まとめ

- 虫にたくさん食われた野菜ほどいいというのは間違い。むしろ、肥料の使い方など栽培方法に問題がある
- 有機肥料でも化学肥料でも、肥料の多投は人体にも環境にもよくない
- 有機だからと肥料を使いすぎると、野菜や土に硝酸態窒素が残りすぎることがある
- 葉物野菜の糖度が低いのは、硝酸態窒素の残留が多いことが考えられる
- どんな肥料を使うのかより、バランスの取れた土を作る技術が作物の出来栄えを左右する
- 土作りがしっかりできた有機野菜は、抜群に美味しい

化学肥料と農薬を多用しがちなお茶。
ペットボトル飲料には添加物も

緑色が濃いほどお茶は美味しいは間違い

お茶は、色が濃い方が美味しいと思っていませんか？　緑色が濃いお茶と言えば「深蒸し茶」。最初の蒸し時間が長く、茶葉の細胞が壊れて内部の葉緑素が抽出されやすいため、濃い色のお茶になります。緑色が濃いからうまみが強いわけではないのですが、濃い色の方が美味しそうに見えるのか、最近は深蒸し茶をよく見かけます。**山吹色のお茶でも同じように美味しいものはたくさんある**のに、不思議ですね。

お茶のうまみのもととなるテアニンはアミノ酸の一種。春先、一番に出てくる柔らかな新芽には特にアミノ酸の含有量が多いため、うまみも強く特別なもの。これを加工したものが新茶です。

美味しいお茶はどのように選べばいいのでしょう。お茶農家に聞いてみたところ、**新茶の場合で100g1000円以上のものならまず間違いないでしょう**ということでした。このお茶を上手に入れると、まさに甘露《かんろ》といった味わいの飲み物になります。

次に、美味しいお茶の入れ方をご紹介しましょう。

新茶は80℃以上になるとタンニン（カテキン）が出てきて渋くなるため、一煎めは70℃くらいのぬるめのお湯で入れます。ポットのお湯が90℃として、このお湯を急須に入れる前に湯のみに入れ、少し時間をおいてから急須に移すと、だいたい70℃に下がります。茶葉は1人2g程度。茶を入れた急須に湯のみからお湯を移し、茶葉が開いて香りと甘みが出てくるのを待ちます。

しばらく待って湯のみに注ぎますが、二煎めを美味しく飲むためには最後の一滴まで注ぎ切ります。二煎めは熱いお湯でカテキンの渋みを楽しみます。うまく入れるコツは焦らないこと。忙しい日々から少し離れてゆったりした気持ちで入れることが、美味しいお茶にありつける心持ちのようです。

お茶の農薬数が多いのは化学肥料が多いから

お茶のうまみのもとはアミノ酸。アミノ酸のもとはチッソです。そこで、茶の栽培には大量のチッソを使います。

お茶処、静岡県では、一昔前、10アールあたり100kgのチッソ分を入れるよう指導されていました。通常の野菜類なら10アールあたり約15kgもチッソがあればだいたいどんな作物でも適量が作れますから、**ものすごい量です。もちろん化学肥料です。**しかし先日、静岡県の防除暦を見るとほぼ半分に減っていました。硝酸態窒素は環境汚染の原因ですから、減らさざるを得なかったのでしょうね。

大量のチッソ分を与えれば茶葉は軟弱に育ち、病害虫の被害が増えてしまいます。そこで、**農薬も多めにまかなければなりません。**特別栽培農産物のガイドラインを見てみると、静岡県の慣行栽培では12成分。京都府では21成分（煎茶）。思った以上に多いですね。これは茶の木々の間にまかれる除草剤分も含まれます。

お茶は直接、葉を抽出して飲むものです。**残留農薬が気になる人は、有機ＪＡＳシールのついたお茶を選ぶといい**でしょう。

一昔前は、「有機の茶は美味しくない」とも言われていました。即効性のある化学肥料で茶を栽培する方が、チッソ分を効果的に効かせることができ、アミノ酸（旨味成分）の多いお茶ができるという理屈です。確かに有機ではないお茶には、独特の甘みとうまみがあります。しかしこれも個人の嗜好。有機のお茶にはなんとも言えないうまみがあると言う人もいます。

有機の茶畑が増えれば、チッソによる土壌汚染も少なくなります。環境的な観点からも、有機のお茶がもっと増えるといいのになと思っています。

安い茶葉と酸化防止剤の味をそれなりにする味の調整は職人技

1990年に登場して以来、健康志向と相まって急速に浸透したペットボトルのお茶ですが、どんなふうに作られているのか、製茶メーカーに聞いてみました。

ペットボトルのお茶350ミリリットルに使う茶葉の量は2g。これは自分で入れる際の一人分に当たりますから、茶葉は相当節約されています。販売価格が100円前後と安価なので、**グレードの高い茶葉は使えません。**「原料茶を卸してほしい」と某飲料メーカーが農家に商談に来たそうですが、提示された価格は一般的な相場の半額だったそうです。どの程度の茶葉を使っているのか、推して知るべしですね。

しかし、そんな安価なお茶だけではイメージが悪い。そこで、**主原料の安いお茶に高級**

茶、例えば玉露をちょっぴりブレンドします。ほんの少しでも入っていれば商品に**「玉露入り」と表示できます。「この値段で玉露なんだ」と安易に信用してはいけません。**

さらに空気中の酸素による変色や退色を防ぐため、**加工の工程で酸化防止剤（アスコルビン酸）を入れます。**一括表示を見てみるとビタミンCと書いてあります。これは健康に配慮されたものではなく、酸化防止目的で入っているもの。このビタミンCが入ることで繊細なお茶の風味が損なわれるので、**その味をマスキングするため、原料茶の火入れを強くして香ばしさを出し、味を調えます。**安い原料茶に添加物が入っているものをそこそこの味に仕上げるのですから、まさに職人技と言えます。

外出時にはとても便利なペットボトルのお茶ですが、**本来のお茶とは似て非なるもの。**子どもたちが、お茶ってこんな味なんだと思ってしまわないかしらと少し心配です。

そこでオススメなのが水出し煎茶。**容器に水と有機の茶葉を入れて冷蔵庫に入れておくと、半日程度で甘さの際立つ水出し煎茶が完成します。雑味のないお茶の味が楽しめますよ。**ただし、保存料は入っていませんから、早めに飲み切ってくださいね。

まとめ

- 茶葉の栽培は、化学肥料と農薬を多用する傾向にある
- 農薬が気になるのであれば、有機ＪＡＳシールつきのお茶を
- 緑色が濃いほどお茶は美味しいというのは勘違い。山吹色のお茶も美味しい
- １００ｇで１０００円以上する新茶なら、ほぼ間違いなく美味しい
- ペットボトルのお茶は酸化防止剤を添加し、風味を整えるために火入れを強くした茶葉を使う
- 高級茶葉入りと書かれていても、ごく微量しか使われていないペットボトルのお茶は多い

第5章

農薬と化学肥料がたくさん使われている日本のお米の正体

お米にはミツバチを大量死させると言われる農薬が使われていることも

お米の白さと農薬の使用はセットになっている

ツヤツヤと輝くような白いごはん。ここにぽつんと黒い斑点があったら？ なんとなく美味しくなさそう。ほとんどの消費者がそう感じるのではないでしょうか。

世界一見た目にうるさい人が多い日本では、農家はきれいなお米を作らねばなりません。そのため、虫食いなどのないよう細心の注意を払って米を栽培しています。

天候による被害を防ぐのは難しいのですが、虫害は人間の手で防ぐことができます。ということで、**お米に斑点を作るカメムシの防除は必須**です。

黒い斑点入りの米が入っていると等級が下がり、農家の収入が少なくなります。ただでさえ低い米価、これ以上下がるのは避けたいですよね。

そこで使われる農薬が、実は**ミツバチの大量死に影響があるかもしれないとEUで暫定《ざんてい》的に使用禁止になった農薬**。しかしこれらはカメムシ対策に非常に有効で、今のところ代替となる農薬はありません。農林水産省では特に規制はせず、できるだけミツバチに被害を与えないような対策を取るよう指導しています。

なぜ日本では規制がかからないのでしょう？　それは「炊きたてのごはんに黒い斑点のあるお米が入っていたら、どうですか？」という質問につながります。

「おかゆに1粒でも斑点米が入っていたら、食べない人がいるんです。おかゆは特に斑点米が目立ちますからね。病院や外食産業に出荷する場合は、真っ白な米じゃないとダメなんですよ」。これは以前、お米屋さんに聞いた話です。カメムシについては農薬以外の対策がないため、真っ白なお米を作るためには農薬をまかざるを得ないのです。

斑点米がお茶碗に3粒くらい混じっていても、「しょうがないなあ」と思えるか、「絶対に真っ白でなきゃイヤ！」と白さにこだわるか。後者を選ぶ場合は、その**白さと農薬の散布はセットになっている**ということを忘れないでおきたいものです。

有機栽培米が高いのにはちゃんとした理由がある

慣行栽培では10アールの田んぼから、だいたい9～10俵（1俵は約60kg）の米が採れます。有機栽培の場合は、10アールあたり7～8俵程度と言われます。この違いは肥料と、農薬・除草剤が散布できないことの違いです。つまり有機の場合、化学肥料と農薬を使えないことで、採れるお米の量が少なくなるということです。

技術は人それぞればらつきがあり、有機でも収量のいい人がいますが、おおむね**有機米の方が採れる量が少ないことは間違いありません。だからこそ、有機米は割高なお米になるのです。**とはいえ、有機米を栽培している農家は、多くの制約があるからこそ、技術のある人が多いもの。土作りはもちろん、雑草や害虫の対策で合鴨を畑に放したり、米ぬかを投入しておひさまを遮り雑草の芽が出ないようにしたりなど、さまざまな工夫をしています。また有機米は、栽培履歴がきちんと確認できます。つまり、有機米は安心して食べられる美味しいお米なのです。

特別栽培米は安全性が高く有機栽培米より安い

さて**前項でもご説明した「特別栽培農産物」はお米にもあります。**これも、地域の慣行栽培のレベルの50％以下の化学肥料（チッソ成分のみ）、及び50％以下の農薬散布で栽培されたもので、特別栽培農産物と表示して販売されています。

お米の農薬の散布数ってどれぐらいなのでしょう？　山形県の特別栽培農産物基準を見ると、その数は20回（除草剤を含む）。慣行栽培の米にはこんなに農薬をまいているのですね。特栽にはそれなりの価値がありそうです。

ただし、基準が50％以下のため、除草剤を一回まいただけでも「特栽」と呼ばれるしかないなど、一生懸命付加価値商品を作っている農家にとっては特栽は残念な制度です。山形県の特栽の場合だと、10回農薬を散布しているのと1回が同じ評価なのですから、そりゃあおもしろくないでしょう。

とはいえ、お米に関しては、他の農作物より慣行栽培米と特別栽培米の差別化が進んでおり、**お米の袋に「特別栽培」と書いてあるものが多くなってきました。しかも、有機米**

よりおサイフにやさしい価格になっています。

新米の季節、これらの付加価値商品「有機米」や「特別栽培米」にトライしてみてはいかがでしょう？　どこの誰が作ったものかはっきりわからない慣行栽培のお米ではなく、農家の顔が見えるお米です。いつものお米とはひと味違うはず。その人となりを想像しながらごはんを食べるのも楽しいものですよ。

まとめ

- **真っ白な米には、ミツバチの大量死に関係があると言われる農薬が使われていることも。その農薬は、ＥＵでは暫定的に使用禁止になったものである**
- **有機栽培米が高くて手が出ないのなら、農薬が少ない特別栽培米がオススメ**

安全で美味しい米には理由がある

お米の美味しさは価格に比例する

美味しいお米を見つけるにはどうしたらいいのでしょう？　まずはお値段。それこそ、ピンからキリまであります。**米は食味が数値化できる作物ですから、お米屋さんは同一産地のお米をあれこれブレンドし、いい食味になるように調整しています。そういったものは食味に応じたそれなりの価格で販売されています。**

高額商品であれば、美味しさはほぼ間違いなく保証できます。代表的なものが、美味しい米を作る技術を持っている農家のお米。そういうお米は問屋を通さず独自のルートで直接販売されていることが多く、スーパーでは入手できません。**有機ＪＡＳ認定を取得している有機米も、お値段にふさわしい安心と美味しさが期待できるお米**です。

そんな農家を自分で探すのは大変！　もっと楽な方法はない？　そういう消費者に**わかりやすいのがブランド米**です。例えば魚沼産のコシヒカリ。もちもちとした食感と豊かな香り、白さ、ツヤ、全てにおいて、その他の地域の米を圧倒しています。

どんな作物にも「この土地で採れたものは、その他の土地で採れたものと味が違う」という、その作物に適した土壌を持つ地区がありますが、新潟県の魚沼地区はコシヒカリに適した土壌と環境を持っているということなのでしょう。

そんな産地の多くはブランドの信用と価値を落とさないよう、食味のいいものしか出さないというルールを決めている地域も多いもの。ブランド産地の作物がおしなべて美味しいのには、ちゃんとした理由があるのです。

「つや姫」が日本一になれたのは農家には酷な条件を課したから

2010年、(財)日本穀物検定協会が行っている食味ランキングにおいて**魚沼産コシヒカリを抜いて、食味全国一になったお米がありました。そのお米の名は「つや姫」。**山形県が総力を挙げて開発し、現在もブランディングの真っ最中。デビューしたその年、品種名、知名度ともに低かったのですが、日本一の味としてお米屋さんに注目されました。

さて、そのつや姫のブランド化にあたり、山形県では栽培についてかなり厳しい基準を設けました。その**基準をクリアしないと「つや姫」として販売できないという、お米の世界ではかなり珍しい手法**を取り、現在でも継続しています。その基準とは、

1．特別栽培米及びそれに準ずる栽培内容であること
2．栽培期間中に確認が何度か入ること、栽培記録が提出されていること
3．できた米のたんぱく質の含有量が7・5％以下のもの及び、等級が2等以上のもの

消費者が見てもピンとこないこの基準。**農家から見るとけっこう厳しい基準**なのです。特別栽培米に準ずるということは、いつも使ってる農薬と化学肥料を半分以下にしなくてはならないということ。この3つの基準を満たさないとつや姫として販売できないのですから、自らの技術に自信がある農家しかチャレンジできません。

努力の甲斐があって、2010年つや姫は日本一のお米になりました。少し残念なのは、その後日本一は継続できず、翌年は味の評価が少し下がったこと。まだまだ発展途上のお米なのです。

わたしたちは新しい品種を買う際に、美味しいかどうかがわからないので迷うことが多いものです。つや姫は一定レベル以上の食味を維持していることが約束されているお米ですから、一度試す価値はありそうです。

米の美味しさは数値化することができる

お米の美味しさは、「アミロース」「たんぱく質」「水分」「脂肪酸度（玄米）」の4つの成分を測定し、それらの数値を「食味方程式」と呼ばれるものに当てはめることで算出できます。

この中で美味しさを大きく左右するのは「たんぱく質」の含有量で、少なすぎても多すぎてもダメです。たんぱく質の量はチッソの量に比例しますから、チッソの加減が味を大きく決定づけます。収量を上げようとチッソ分をたくさん入れると、食味が悪くなってしまうため、この調整はかなり難しいのです。

適正な肥料を与え美味しいお米を作るためには、美味しいお米を消費者に提供したいという意識を強く持たないと難しいもの。**お米の価格が安い現状では、自分の収入を最優先させ、チッソの量を増やして収量を上げる農家が出るのも仕方がない**ことではあります。

その一方で、米の食味と安全性を優先し、10アールで6俵しか採らない有機農家がいたりしますから（平均的な有機農家だと8俵）、これは農家の欲と思想の問題のような気もします。

美味しいお米をたくさん採るのは、とても難しいことなのです。

まとめ

- **美味しさを重視すると、米の価格は高くなる**
- **ブランド米なら、美味しさは期待できる**
- **２０１０年に魚沼産コシヒカリを抜いたつや姫。農家には厳しい条件をクリアした選りすぐりの品種である**
- **米の美味しさは、数値で表すことができる**

健康にいいと言われる雑穀を絶対に食べたくない人たちがいる

戦後の米農家の夢は「白米をおなかいっぱい食べたい」だった

戦後しばらく、米は農家ごとに供出量が決められており、政府が買い上げていました。**不作の年、農家は自分が作った米を食べることができず、全て政府に渡さねばなりませんでした。そんな農家が食べていたのが芋や雑穀でした。**

雑穀ブームが起きたとき、雑穀を作ってもらえないかと何人かの農家に話をしましたが「雑穀なんて見たくもない」と言われ、ことごとく断られた経験があります。

雑穀は、農家が白いごはんを食べたくても食べられなかった悔しさと悲しさの象徴。見るのも嫌という気持ちは、豊かな日本に生まれて育ったわたしには実感はできませんが、想像はできます。

わたしの知り合いの農家は、今でもその年のジャガイモが収穫できるまで、前年度収穫のジャガイモを倉庫に保存しています。「もうじき採れることがわかってるのにどうして？」と聞くと「食べるものがなくなったら怖いでしょ？」と言われました。飢えた記憶は永遠に失われないものなのですね。

わずか70年ほど前の日本ではうさぎやたぬきなども食べていた

これは日本人が飢えていて、誰もがおなかいっぱい食べることを夢見ていた頃の話です。農村では、うさぎの毛皮の委託養殖を受け、毛皮を渡して肉をもらったりだとか、鶏を飼っても自分たちは卵は食べずに換金して、たまに廃鶏をつぶして食べる際には、肉・内臓のほか**骨も全部砕いて味噌と混ぜて食べた**なんて話を聞きます。

鹿、イノシシ、たぬき、うさぎ、ヒヨドリやムクドリなどの小鳥等々、山間地では野生動物も当たり前のように食べられていました。**戦争中は犬や猫を食べたという話もよく聞きます。**そんな時代からまだ100年も経っていないのです。

現在の日本は、世界中から食べものを輸入し、残しては捨て、食品の廃棄物処理が大問題になっている国。鶏どころか魚をさばくことすらおぼつかない私たち。

他国に61%の食料を依存しなくてはならないことを普段は全く意識せず、見かけはとても豊かな生活。しかし、実は私たちの食は非常に脆弱《ぜいじゃく》な基盤の上に成り立っているのです。

この暮らしは本当に素晴らしいのでしょうか。このままで本当に大丈夫なのでしょうか。物価の優等生と言われる食品が値上げされるたび、根本的な解決をしなくてはならないのではと思うのは、わたしだけでしょうか。

まとめ

- **戦後間もない頃、農家は自分たちが作った白い米を食べられないこともあった**
- **70年ほど前の日本は食料不足。うさぎ、たぬき、犬、猫などを食べることもあった**
- **日本の食料の約６割を輸入に頼っている**

パン食が進むと
日本の美味しい米がなくなっていく

日本人１人あたりの米の消費量は半世紀で半分にまで減少

米の消費量は１９６２年をピークに減少し続けています。これはパン食や麺類など小麦を食べる量が増えたことと、肉や魚などのおかずの量が増え、ごはんを食べる量自体が減ってきたことが影響しています。

農林水産省が毎年公開する「食料需給表」によると、１９６２年度には１人あたりの米消費量は年間１１８・３kgでした。２００５年度にはその半分近くの61・４kgにまで落ち込んでいます。少し乱暴ですが、**日本人の米の消費量は約半世紀で半分になってしまったのです。**さらに、２０１１年度には57・８kgと減り続け、１日１合を割り込んでしまいました。衝撃の数字です。

日本人が米を食べなくなった理由は、「食」のバリエーションが豊かになったことによるものでしょう。しかしその豊かな「食」は海外からの輸入に依存しています。日本の「食」がこれからどうなってしまうのか、不安を感じます。

主食用の米は現在自給率100％。夕食の際に皆があとお茶碗に一杯お代わりしたら、あるいは朝食のパンをごはんに代えたら。食料自給率は少し上がるのではないでしょうか。

水害防止、きれいな水を作る…田んぼが果たす大事な役割

田んぼには単にお米を供給するだけでなく、とても大切な役割があります。田んぼではトンボやカエルなどの小さな生き物が育まれています。それらが成長するともっと大きな動物、例えば小鳥やげっ歯類、ヘビなどさまざまな生き物のエサになります。田んぼを中心に豊かな生態系が広がっています。

世界でも屈指の生物多様性を誇る日本の自然環境。田んぼは生物のゆりかごのような存在。生物多様性に大きな役割を果たしているのです。

稲の生育期間中には、田んぼには豊かな水が張られています。川の上流から下流まで存在している何千という田んぼが大量の水をため、それぞれの農家によって管理されています。これは**一種のダムのようなもの。小さなダムがたくさんあることで、下流部の水害や洪水のリスクが減っていると考えられています。**

そしてその水は、田んぼの中に住んでいる微生物たちが浄化しています。水道から出てくる水がそのまま飲め、ふんだんに使える理由のひとつに、田んぼの存在があるのです。お米の消費量が伸びるということは、豊かな自然を維持することにもつながるのです。

美味しい国産米がこのままだと消えてしまう⁉

日本の稲作は他の作物と比較して省力化・機械化が進んでいるため、耕作面積が大きければ大きいほど利益が出ます。しかし、国土の70％が山間地である日本では、大規模な稲作を営める土地は限られています。中山間地の条件の悪い傾斜地などで栽培した場合、手間と経費が余計にかかるため、１俵（60㎏）あたりの金額が高くないとやっていけません。

ではお米を栽培して、どれぐらいの収入があるのでしょう。少し古い数字ですが、２００９年の話をします。

お米の支払い方法はその他の作物と違い、まず年末に仮渡し金ということでＪＡから一時金が支払われます。その後６月頃にお米の売れ行きや相場などを加味して追加のお金が支払われ、合計していくらということになります。

２００９年、慣行栽培のアキタコマチ仮渡し金は、一俵（玄米60kg）が１万２３００円（税込）でした（この金額は地域・品種によって違います）。


そこで、１俵１万２３００円という仮渡し金価格で収支を計算してみました。

米の収穫量を、１アールあたり約１俵とします。日本の稲作農家の平均農地は70アールなので、「１万２３００円×70＝86万１０００円」が、稲作農家一軒あたりの売上になります（減反分の助成金等は計算に入れていません）。

種苗代、農機具の購入や修繕の費用などの経費は、この話をしてくれた秋田県の農家では１俵あたり約１万円でした。ですから、70俵あたりの経費は１万×70＝70万円です。

売上から経費を引くと86万１０００－70万＝16万１０００円。これが利益です。ええっ、たったこれだけ⁉　びっくりするような数字ですよね。非常におおまかで少し乱暴な計算ですが、ほとんど儲けがないということはわかっていただけると思います。


面積が広くなればなるほど売上に占める経費の割合は少なくなりますから、米農家は大規模化しないと採算が合わないと言われています。国の政策でも大規模化を推し進めており、海外の農産物に対して価格的な競争力を持たせようとしています。

ちなみに、有機米やブランド米などの付加価値商品はこのような価格ではなく、高い米なら1俵3万円以上で取引されます。この場合は大規模でなくても問題ありません。有機米と一般栽培米をうまく組み合わせている農家もたくさんいます。

これからは農業法人化などでますます大規模化が進み、中山間地の大型機械が入らない田んぼは耕作放棄されていくのでしょう。**将来的には安価なお米と、付加価値のついた美味しいけれども高価なお米の二極化が進んでいくように思います。**

農林水産省はＴＰＰ後も付加価値商品は生き残ると予測していますが、付加価値のある米を作ることのできる農家はほんの一握りだけでしょう。どうなるんでしょう…？

日本の美味しい米がこれからも食べられるようにするためには、真摯《しんし》に米作りをしている国内の農家のお米をたくさん食べ、彼らを支援し、お米の値段を下げていくことが重要ではないでしょうか。

まとめ

- 将来的には、高価な国産ブランド米と、安価で安全性が怪しい海外米の二極化が進む可能性がある
- 日本人1人あたりの年間の米消費量は、半世紀で半分以下にまで落ち込んでいる
- 田んぼの役割は、米作りだけにあらず。水害防止、美味しい水の確保、生物多様性の維持などさまざま
- 日本人がもっと国産米を食べれば、美味しい国産米が安くなり、放棄される田んぼも減る

第6章

見た目や先入観にとらわれすぎて安全で美味しい作物を追いやる日本

見た目を重視しすぎるせいで栄養や味がおいてきぼりになっている

真っ赤なりんごがよいりんごだとは限らない

りんごが赤いのは常識だと思っている方が多いようです。しかしこれは、実は**農家が手間暇かけて赤くする作業をした結果、そうなっている**のです。りんごは何もしないで普通に樹になったままだと、ところどころ黄色い部分の残るまだらな色合いになり、真っ赤なりんごにはなってくれません。

りんごの果実の周りには、葉っぱが何枚かついていますが、おひさまが当たると、葉っぱの陰になっている部分以外が赤くなり、陰になっていたところには色がつきません。そのため、りんご農家は葉を取ってやります。この作業を葉摘みと言います。

また、おひさまの当たっていない側も色づきがよくないので、りんごをそっと回して赤くない部分をおひさまに当たるようにしてやります。この作業のことを玉回しと言います。

これらはりんごの味をよくするのでしょうか？　いえ、そうではなく、真っ赤なりんごを作るためだけに行われているのです。

色をきれいにするために味と栄養を犠牲に

植物は葉で光合成を行って養分を作り、その養分で自分の体を大きくしたり、果実を充実させたりします。葉を摘み取ると光合成がじゅうぶんにできなくなります。ひとつの果実に葉っぱは40枚~70枚必要だと言われています。**葉が多いほど味は乗りますから、**葉摘みをすると、りんごの味が悪くなる可能性があるのです。

色は真っ赤できれいだけど、なんとなく味の薄いりんごがあるのは、この葉摘みが影響しているのかもしれません。**農家も葉摘みがりんごの味を決して良くしないことは知っています。ただ、真っ赤にしないと売れないから、やらざるを得ないのです。**

昨今ではわざわざ「葉取らずりんご」と、この葉摘みを最小限にして味の優位性をうたった商品がスーパーで販売されています。「葉を取らない=甘い」ことを、売る側も知っているのです。真っ赤なりんごじゃないと美味しそうじゃないという意識が変われば、農家の手間も減り、美味しいりんごが出回るのに…。残念なことです。

真っ赤だけどそれほど美味しくないりんごと、多少見た目が悪くても甘くて美味しいりんご。皆さんならどちらを選びますか？

ところで、スーパーなどで「サンふじ」「サン津軽」など、「サン」を冠したりんごを見かけたことはありませんか？　意識せずに手に取っている方も多いと思いますが、**「サン＝おひさま」。つまり、「害虫を侵入させないための袋をかけずに、太陽にしっかりと当てて作りましたよ」という意味**なのです。**袋かけしたりんごよりも糖度が高いという意味で「サン」が冠されています。**

まとめ

- **「色がきれい＝味と栄養に優れる」とは限らない**
- **見た目がイマイチでも美味しい作物はある**
- **糖度の高いりんごを選びたければ、「サン」を冠するものを選ぶのも手**

食べる時期を変えれば
同じ品種でも味が違ってくる

りんごと一口に言っても時期により大きく3種類ある

まだ暑い盛りの8月末、「つがる」という早生《わせ》（通常よりも早く実るもの）りんごが店頭に並び始めます。**早生りんごは総じてあっさりとした食味が特徴で、残暑の厳しい日に食べるとさわやかで美味しいもの**です。

早生品種が出荷し終わる**10月くらいから、味の濃い中生種に切り替わっていきます。この時期のりんごは品種が多く、個性豊かないろいろなりんごが楽しめます。**

メジャーな品種もいいものですが、昨今デビューしたりんごたちも美味しいもの。特に黄色いりんごだからと敬遠されがちな「シナノゴールド」は、その味の濃さ、バキッとした食感、香りなどで他の追随を許さない美味しいりんごです。店頭で見かけたらぜひ食べてみてください。

その後、11月から出てくるのが晩生種。**味が濃いものも多いため、日本人の考えるりんごはだいたいこの晩生種のこと。**黄色いりんご「王林」や、日本で一番人気の「ふじ」などがそれにあたります。とりわけふじは蜜が入ることから贈答用などにも使われ、りんごと言えばふじと言っても過言ではないほどです。

「ふじ」は11〜1月上旬が最も美味しい

日本で一番多く栽培されているふじ。その**ふじが本当に美味しいのは実は11月から1月上旬まで。それ以降は、長期保存するために早採りをした貯蔵用のりんごに切り替わる**ため、ふじの旬は1月上旬までと考えた方がいいかもしれません。

農家は美味しいふじを作るために、完熟間際の11月下旬頃まで実を摘まず樹につけておきます。熟度の目安となるのが「蜜」。りんごの甘さは、光合成によってできたソルビトールという糖分が果実に移動し、果実内で果糖やショ糖などに変わることによって生まれます。そのソルビトールが「蜜」なのです。

長い間樹につけていると、りんごの果実が糖分でいっぱいになり、ソルビトールを果糖に替えることをやめてしまいます。また降霜《こうそう》などの急激な温度変化が影響するとも言われています。

「糖分でいっぱいになるほど樹についていた証拠＝霜が降るまで樹についていた証拠＝完熟りんご」という意味で、蜜が喜ばれるのです。

この蜜、以前は年が明けて貯蔵している間に果実に吸収され、見えなくなっていました。しかし、昨今の地球温暖化の影響で、蜜の部分がそのまま茶色く褐変《かっぺん》する「蜜症」という症状が出るようになってしまいました。褐変した蜜の部分は見た目も悪く、苦くて食べられません。蜜入りりんごは貯蔵に向かないのです。

完熟りんごと貯蔵りんご わたしたちは2種類のりんごを食べていた

こんな話をすると、「え？ りんごって一年中店頭に並んでるよね？」という疑問の声が聞こえてきそうです。実は、**完熟間際まで樹において熟させたりんごとは別に、収穫後、長期保存ができる貯蔵用のりんごも栽培されている**のです。

貯蔵用のりんごは、じゅうぶんに熟していない時点で収穫されて、炭酸ガスが満ちた低温の倉庫に保管されます。貯蔵りんごにもジョナゴールドやシナノゴールド、ふじなどいろいろな品種がありますが、それぞれのりんごが、収穫適期からひと月ほど早めに収穫され、倉庫の中で出荷を待ちます。

つまり、**日本人は完熟りんごと貯蔵りんごの2種類のりんごを食べているのです。** りんごを食べる時期によって、「甘くてジューシーで美味しい！」「なんだかもさもさして甘みが足りない」と感じたことはありませんか？ **それはりんごの当たり外れではなく、前者は「完熟りんご」、後者は「貯蔵りんご」だったのかもしれません。** ただし、貯蔵りんごだからと言って、栄養価が低いわけではありません。

しかしどうせ食べるのなら、味の乗ったりんごを楽しみたいですよね。年中売られているりんごにも、そういう時期があることを知っていただきたいと思います。

まとめ

- それぞれの品種ごとに最も美味しい時期がある
- 完熟りんごと貯蔵りんごが作られている
- 本当に美味しいりんごが食べたければ、完熟りんごを狙おう

大きくて見栄えのいいものがよい
というのは単なる思い込み

本来のすももは酸っぱさよりも甘みが勝っている

すももには時折、甘さよりも酸っぱさが勝っているものがあります。すももってこんな味なんだと思っている方も多いでしょう。でも実はそのすもも、**本来の味ではない**のです。じゅうぶんに樹上で熟したすももは、糖度も高く美味しいものです。しかし、熟したすももはとってもデリケート。トラックで市場に運ぶ途中にすもも同士がぶつかり合ったりすると、あっという間にその部分が傷つき、変色してしまいます。そういうすももは長持ちしません。つまり、**熟度が高いとお店に並んでから傷むまでの時間が短くなる**のです。そういったリスクを避けるため、**ＪＡではすももの採り時を少し早めに設定します。**

例えば「大石早生」という6月中旬に店頭に並ぶすももがありますが、このすももも、本来ならばかわいらしい赤い色のすももです。しかし店頭に並ぶのは、黄色くて先っぽがほんのり赤く染まった状態のもの。実は、完熟前に収穫するようにＪＡが指導しているのです。熟す前に収穫してしまうので、もちろん味は乗っていません。

スーパーで売られている大石早生が酸っぱかったりぼんやりした味なのは、熟すずいぶん前に収穫しているからなのです。きちんと樹で熟した大石早生は、甘くて独特の味がする美味しいすももなのに……。残念なことです。

大きいものが喜ばれるから化学肥料を使わざるを得ない

大きくて立派な形のすももなのに、食べてみたら味はいまひとつだったという経験はありませんか？　これは肥料が原因かもしれません。どんな果物でも、**大玉の方が消費者に喜ばれがちで、出荷の際は高く売れます。農家も大玉のものを作るために化学肥料を与えます。しかし、必要以上の肥料分は、すももの姿形は立派になっても味を悪くし、病気や虫に食われる原因にもなります。**

適度に有機質肥料を与え、高品質のすももを作っている農家もいますが、見た目で評価されることが多い果物の世界では、なかなかこういうすももは店頭には並びません。**すもも本当の味を知らない消費者の方が多い**のではないでしょうか。

すもも本当の甘さを知るには、7月中旬以降に出荷される糖度の高い人気の品種を選

択しましょう。もしくは、本当に美味しいすももを作っている農家から、直接購入することをオススメします。

まとめ

- 甘みや香りがしっかりとあるのが、すももの本来の姿
- 店頭に並ぶすももは、じゅうぶんに熟す前のものがほとんど
- 大きく見栄えのいいもの一辺倒をやめることが、美味しい作物の普及につながる
- 美味しいすももが食べたければ、実力のある農家から直接買おう

種なしぶどうには植物ホルモンが使われているものがある

本来は種ありだったデラウェアは人の手によって種なしに変えられた

種なしの代表的なぶどうといえば種なしデラウェアですが、**デラウェアはそもそも、種なしぶどうではありませんでした。**本来のデラウェアは、8月下旬に熟す種ありのぶどうでした。果実が熟してくると実が割れやすいという性質があり、雨が降るとほとんど割れてしまって商品にならない作りにくいぶどうだったのです。

昭和30年代、デラウェアにジベレリンという植物ホルモンを使って収穫時期を早める技術が生まれ、その結果、デラウェアは種なしになりました。

作りやすくなったため**量産できて安価になり、種がなく食べやすいことから、種なしデラウェアは昭和40年代から現代まで、庶民のぶどうとして不動の地位を獲得しています。**

ちなみに今でも種ありデラウェアはワイン用のぶどうとして栽培されています。この**種ありデラウェアを食べると、種なしの味の薄さやコクのなさがよくわかるのですが、今では種ありはほとんど販売されていません。**機会があれば、ぜひ食べてみることをオススメします。

粒が軸から外れないようぶどうは熟す前に収穫されている

熟したぶどうを箱から取り出したら、5～6粒くらいパラパラと実が外れて落ちることがあります。これは「脱粒《だつりゅう》」と呼ばれます。古いぶどうなのかな？ と思われることが多い脱粒ですが、必ずしもそうとは限りません。

脱粒には、収穫後時間が経ったための品質の劣化が原因の場合と、熟度が高くて美味しくなっているのが原因の場合の二通りあるのです。いずれにしても、ぶどう農家は脱粒しないことを前提にぶどうを出荷しなくてはなりません。

どうは種ありぶどうよりも脱粒しやすい

種ありと種なしでは、脱粒のしやすさが違うことをご存知でしたか？ 実は、**種なしぶどうは種ありぶどうよりも脱粒しやすい**のです。

その理由は「種」。種ありぶどうをつまんで軸から取ってみてください。軸側に果肉のような繊維っぽいものが残っています。これはぶどうの軸と種とをつないでいた部分。ぶどうはこれで種と軸をしっかりと結び付けています。

一方で、種なしぶどうを引っ張ると、ポロッと実が外れます。種なしぶどうには種がないため、軸と果実をつないでいるこの部品がありません。つないでいるのは果皮のみ。種なしぶどうは食べやすくなった代わりに「脱粒しやすい」というデメリットを背負っているのです。

熟度が上がればさらに粒が外れやすくなりますから、農家はぶどうを早採りします。ぶどうはそもそも糖度の高い果物のため、少しぐらい早めに収穫しても、酸っぱくて食べられないようなことはなく、さらに、早く収穫した分貯蔵がきくようにもなります。でも、そういうぶどうは、ぶどう**本来の味ではない**のです。

食べるのが面倒という声で美味しい種ありぶどうが減ってしまった

「食べるとき、面倒だから」というニーズが増えてきたので、「種ありぶどうは売れないから、新しく植え替える場合は種なしぶどうを作るように」と、市場とＪＡでは種なしぶどうを推奨しています。種ありぶどうは市場価値がどんどん下がり、マスカットオブアレキサンドリアなどの一部の高級品種を除いて、多くの種ありぶどうが淘汰《とうた》されつつあります。巨峰などは、それが顕著ですよね。

さて、種なしと種ありのぶどう、どちらが美味しいか、考えてみたことはありますか？同じ質問を農家にすると**口をそろえて「そりゃあ、種ありだよね」と言います。**

そもそも果物とは、種を作るために果実を実らせるわけですから、**種が入って初めて完成した味になります。**また、早採りをしないで樹上できちんと熟させてやれば、甘さもコクもじゅうぶんにのった美味しいぶどうになるのです。

近い将来、本当に美味しい種ありぶどうがなくなるかも!?

ぶどうやりんごといった果樹類は、冬季に枝を整理するために剪定《せんてい》（枝の一部を切り取ること）を行いますが、ぶどうの剪定にはかなりの技術を必要とします。しかし、**植物ホルモンを使って種なしで結実させることができるようになってからは、剪定技術はそれほど必要ではなくなりました。**

現代は、農業においても省力化を目指す時代です。そんな背景も種なしぶどうの普及に拍車をかけています。近い将来、本来のぶどうの味を持つ種ありぶどうは、店頭から消えてしまうかもしれません。

まとめ

- 食べやすさを求めるニーズが、美味しい種ありぶどうを追いやってしまった
- 農家も後継者不足などによる省力化のために、種ありぶどうを作らなくなった
- 作物本来の姿こそが、最も美味しい状態。ゆえに、ぶどうなら種ありの方が美味しい
- 脱粒を気にする声があるため、完熟していないぶどうが出回ってしまう

切り口がピンと立ったカットスイカは
食感と甘みのバランスは二の次の
見た目優先のスイカ

「エッジが立っているスイカは鮮度がよい」と思っていませんか？

夏の果物と言えばスイカです。昔は、網に入れたスイカを丸ごと1個持った買い物帰りのお母さんの姿をよく見かけましたよね。しかし最近では一個売りのスイカの割合が減りました。スーパーの店頭ではカットされたスイカが主流になっているようです。

手軽に持ち帰ることができて、冷蔵庫の場所を取らない。それがカットスイカの人気の理由でしょう。

しかも、「切り口にエッジが立っているカットスイカの方が美味しそう。だって、鮮度がよさそうだから」。そんな声もよく聞きます。

実はそれは大きな勘違い。**カット面がピンと立ったカットスイカは繊維質が多く、切り口がピシッとするよう品種改良されたものがほとんど。**昔ながらの美味しいスイカにある独特のシャリ感がなく、**見た目優先で、食感と甘みのバランスは二の次のスイカであることが多い**のです。

昔ながらのスイカには、食べごろになると中心部がごそっと空洞になったり、亀裂ができる性質を持ったものがあります。こういう品種をカットすると、いかにも古そうと思われてしまうこともしばしば…。

カットスイカ全盛の昨今では、昔ながらのスイカは買ってもらえない可能性が高いリスクの高い品種になってしまいました。そのせいか、こういう品種はあまり作られなくなってもきています。

見た目重視で味は二の次。残念な傾向です。

美味しいスイカを求めるなら昔ながらの品種を丸ごと1個買おう

甘くて美味しいスイカを食べたいと思ったら、カットされたものではなく、適度なシャリ感と甘みのある昔ながらの品種を丸ごと買う方が絶対にオススメです。

また、冷蔵庫に入り切らないという理由で選びがちな**小玉スイカよりも、大玉スイカの方が味も甘さも優れています。**しかも、**大玉スイカは常温で放置していても意外と長持ちするものですから、台所にころんと転がしておいても大丈夫**なのです。

スイカは、食べる2時間ほど前にカットして、冷蔵庫に入れて食べるのがベスト。キンキンに冷やすとせっかくの微妙な甘さが感じられなくなりますから、ほんのり冷えた状態が一番美味しい状態。ちょっとしたことですが、スイカを美味しく食べるコツです。

また、スイカに利尿作用があることは昔から知られていましたが、最近では抗酸化作用を持つアミノ酸を含むこともわかってきました。食べ切れないときにはミキサーでスイカジュースにしたり、それを煮つめてスイカ糖にしたりすれば、一個丸ごと楽しめ、しかも**カットスイカを買うよりも経済的**です。

まとめ

- **「カット面が美しい＝新鮮」とは限らない**
- **カット面の美しさと引き換えに、味が二の次のものもある**
- **大玉のスイカの方が、美味しく、しかも経済的**

表面がキラキラしたトマトは避けた方がよい

どんな野菜や果物にも美味しい姿かたちがある

皆さんは美味しい人参の選び方を知っていますか？

人参を真っ二つに切ると、中央に黄色の部分があります。葉の生え際からつながっている部分なのですが、そこが小さい人参が美味しいと言われています。ということで、選ぶときは**葉の生え際の部分が小さいものを選びましょう**。

実はこの部分、水分やミネラルを葉っぱに送りだす役目を担っています。栄養素を葉に取られた残りの繊維質の部分なので美味しくない、というわけです。また、先端がしゅっととがっているよりも丸まっているほうが味が充実しています。

このように、**どんな野菜や果物でも「美味しい姿かたち」があります。これが、とてもわかりやすいのがトマト**です。

1～3月頃出荷されるトマトに顕著に見られる傾向ですが、先端部分から白い放射状の星形の線が浮かび上がっているものがあります。これは**「スターマーク」と呼ばれるもの**

で、**このマークがくっきり出ているほど糖度が高く美味しいトマト**になります。試しに、スーパーで高糖度トマトを見てみてください。たいがいのトマトにこのスターマークがはっきりと現れているはずです。

また、色合いでもある程度、美味しさがわかります。**美味しいトマトのベースはオレンジ色。**同じ赤でもオレンジベースのものとピンクベースのものとでは糖度に大きな差があります。

時折キラキラとパールのように輝いているトマトを見かけますが、それは栽培期間中のどこかで水分調整を間違えたか、水分を多めに与えた証拠。トマトはカルシウムが大好きな作物なのですが、急激に水分を吸うとそのカルシウムがキラキラしたパールのように果皮に表れてしまうのです。つまり水ぶくれのトマトの可能性が高いということです。

その他では、**みかんは小ぶりで偏平な形で、皮がしっかりしていて、おへその部分が少しくぼんでいるものが、糖度が高い**と言われます。皮がぶよぶよで果実から離れているものは浮き皮と呼ばれ、チッソ肥料が多い証拠。あまり美味しくありません。

また、スイカにも美味しいものの選び方があります。よく、叩いて音を確かめればいいと言われますが、その音でどう判断すればいいのかよくわかりませんよね。そんなときは、表面をそっと触ってみましょう。実はスイカの緑と黒の縞模様には、凹凸があるのですが、**触ると黒い部分がへこんでいるのがわかります。この凹凸が手で触ってよくわかり、縞模様がくっきりと鮮やかなものを選びましょう。**

お買い物の際はぜひ、思いだしてくださいね。

まとめ

- **野菜や果実には、美味しい形や色がある**
- **人参は、葉の生え際の黄色い部分が小さく、先が丸まっているものを選ぶ**
- **トマトは、オレンジベースの色で、スターマークがくっきりしたものが良い**
- **みかんは、小ぶりで偏平型で、へその部分が少しくぼんだものがオススメ**
- **スイカは、黒い部分がへこんだものがよい**

硬くて食べにくいネギは
泥付きが嫌われるせいで広まった

柔らかくて美味しいネギが消えたのは泥付きが嫌がられるから

スーパーで売られている、俗に一本ネギと呼ばれる長ネギは、根元に土を寄せかけて育てます。長ネギは白い部分を中心に食べますが、こうすることで白い部分が長く伸ばせるのです。

土の中で育ったため、収穫したネギには泥が付いています。泥が付いたままの方が保存がきくのですが、**消費者は台所で泥を落とすのを嫌がります。そこで農家は、泥が付いているネギの外側の皮を一枚むいて出荷しています。**

昨今スーパーで販売されているものは、このむきネギが主流です。しかし関東で昔から栽培されていたネギは柔らかいネギが多く、皮を効率よくむくことができません。手でむくのは大変なので、機械でむくようになりました。その結果、皮が簡単にむけるよう、皮が硬くむきやすい品種にどんどん改良されていきました。それが現在よく売られているネギなのです。

農家にとっては非常に効率がいいのですが、1枚1枚の皮が硬いため、このネギは外側の皮がゴリゴリしていまいち美味しくありません。これが本当のネギの味だと思っていませんか？　本来、ネギはもっと柔らかく美味しいものです。**「泥付きネギがイヤ」というニーズが、柔らかくてとろりとろけるような食感のネギを市場から駆逐してしまったのです。**

では、美味しいネギは、本当にこの世からなくなってしまったのでしょうか？

群馬県の「下仁田ネギ」や、長野県の「松本一本ネギ」、そして埼玉県の「深谷ネギ」などの昔から作られている品種をご存知でしょうか。これらのネギは、**柔らかく、加熱するととろけるような味わいが楽しめます。**鍋の季節、これらのネギが店頭に並びますから、ぜひ試してみてください。その味のよさに驚くことうけあいです。

味はよくても栽培効率が悪い日本の在来野菜

在来野菜（その地域で古くから栽培されてきた野菜）には、美味しいものが多いのですが、市場に出回る数は少なくなっています。

例えば**「大蔵《おおくら》大根」**。**東京の在来野菜です。真っ白な長～い大根で、味がよく煮物にするには最適**です。しかし昨今ではほとんど作られていません。**大蔵大根は作りづらく手間がかかるため、作られなくなった**という歴史があります。

現在、大根の主流は、首の部分が緑色の「青首大根」。これはF1（交配によって作られた品種の一代目）と呼ばれる品種で、**「たくさん収穫できる品種」「病気に強い品種」といった必要とされる特性を持つ2種を交配させて作られています**。第一世代は親の持つ優れた性質のみを受け継ぎますが、この性質は次の世代には持ち越されません。そこで、農家は毎年種を購入することになるわけですが、自分で種が採れないので経費がかかります。

しかし、経費をかけても余りあるメリットを持つのがこの大根。青首大根の青い部分は土から顔を出しているので生育状態がわかりやすく、収穫時には葉をつかんで少し力を入れるだけで簡単に抜けます。葉っぱは全部上を向いて育つため、大根と大根の間を狭くして同じ面積でも、より多くの種をまくことができます。また、生育する速度がほぼ同じなので、同じ日に種をまけば収穫はほぼ同時期。農家は、植えてある大根を一気に収穫することが可能です。

抜き取りの手間がかからないことに加え、畑を一気に空けることができ、しかも作りやすい。消費者にはピンときませんが、農家にとってこれはかなり重要なこと。畑が一気に空けば、次の作物の準備がしやすくなるからです。

一方で、大蔵大根はどうでしょう？　生育はバラバラ。大根部分が全て地面に隠れているので、どの程度成長しているかがはっきりわかりません。葉っぱは左右に大きく広がるため、病気にかからないよう大根と大根の間を離して植えなくてはなりません。引っ張っただけでは抜き取れず、少し周りの土を掘らないと収穫できません。こぢんまりと生育する青首大根よりも1本あたりの面積が必要なので、面積あたりの収量が少なくなります。

農家の手間がすごくかかり、さらに収量が悪い。ということは、**青首大根と同じ価格では作れないということでもあります。しかし、値段が高いと、消費者は買ってくれません。**

野菜の価格は相場制で、需要と供給のバランスによって決まります。農家にとって**リスクの少ない、効率も収量もいい品種が選択されるのは、ある意味当然**とも言えるのです。

農家の中には昔の品種を選んで栽培している人もいますが、F1で作りやすいものを選択する農家の方が多いのが現状。最近は在来品種も見直されてきていますが、今はまだまだマイナーな存在です。日常的に使われる野菜ではなく、京野菜や加賀野菜など、ブランド化された付加価値商品としての道を歩むのもひとつの方法でしょうが、もっと別の方法も見つかることを願うばかりです。

まとめ

- 泥付きネギが嫌われたから、硬くてゴワゴワしたネギが主流になってしまった
- 下仁田ネギ、松本一本ネギ、深谷ネギなら、柔らかくとろけるような味わいが期待できる
- 安さを求めることで、美味しい野菜が追いやられている
- 大蔵大根は味が良く、煮物には最適

第7章

あいまいすぎてわかりにくい日本の食品表示のルール

食品添加物は全てが表示されているわけではない

表示を大幅に変更してよい添加物は14種類も存在する

加工食品の裏側にある「原材料」や「内容量」「販売者」「製造者」などが書かれている部分のことを一括表示と言います。これは言ってみれば、その加工食品の履歴書のようなもの。消費者はこの部分を見ることにより、その加工品がどのようなもので作られたか、いつまで美味しく食べられるかなどを知ることができます。

しかし、現在の一括表示はかつてよりも大幅に簡略化されています。消費者庁食品表示課が平成23年に行った調査では、**購入の際に一括表示を見ている消費者は、43・5%と半分に満たないことが判明**しましたが、これも簡略化と関係がありそうです。

「一括表示は加工食品の履歴書」でもあるのですが、日本の表示と海外の表示の事情はかなり異なります。

全ての原材料が表示されていると考えている消費者が多いと思いますが、実は違います。

化学物質名はわかりにくいからと簡略化されていたり、複数の化学物質名を書かなくても

よい一括名が決まっていたりと、食品に使用されている全ての物質が表示されているわけではないのです。

一括表示のルールをざっと書き出してみましょう。

1．原材料は重量順に記入する

2．食品添加物は基本的には物質名での表記とする。しかし、添加物の化学物質名では馴染みがなくわかりにくい場合は、簡略名（ビタミンC、加工でんぷんなど）での表記を使用してもよい

3．化学物質名のままだとわかりにくい食品添加物は、イーストフードなど使用の目的を表す「一括名」で表示することが認められている。これに該当する食品添加物は、14種類存在する

4．キャリーオーバー（微量で成分効果を発揮することがない物質）、加工助剤（加工の際に使われるものの、最終的には成分に影響を及ぼさない物質）、栄養強化目的の成分は表示しなくてもよい

２の簡略名については書き切れないため割愛しますが、３の「一括名で表示できる添加物14種類」には次のようなものがあります。

・イーストフード　・ガムベース　・かんすい　・苦味料　・酵素　・光沢剤　・香料又は合成香料　・酸味料　・軟化剤（チューインガム軟化剤）・調味料（その構成成分に応じて種類別に表示）・豆腐用凝固剤又は凝固剤　・乳化剤　・水素イオン濃度調整剤又はｐＨ調整剤　・膨張剤

この「一括名」は、よく見かけますよね。例えば調理パンの表示で見かける「イーストフード」ですが、なんとなく「イーストフードっていう物質があるんだろうな」と思っている方が大半でしょう。しかし、イーストフードというのは物質名ではなく、「塩化アンモニウム」「塩化マグネシウム」「グルコン酸カリウム」といった化学物質の総称なのです。

イーストフードと聞くと、なんだかナチュラルなイメージになりますが、実際に入っているものはバリバリの化学物質。一括名は食品添加物の用途をわかりやすく表示できるといいながら、実は正体をあいまいにしている魔法の言葉でもあるのです。

化学物質名をきちんと表示すると毒々しい食べものに見えてしまうことも…

この一括名を使えば物質名を表示しなくてもいいので、イーストフードの例のように化学物質が複数入っていても、個別の物質名を表示する必要はありません。実際には何が使用されているのか、消費者には全くわからないのです。

以前は化学物質名が表示されていましたが、わかりやすい表示をという目的で改正され、実際にどんな物質が入っているのかわからない表示になってしまったのが現在の表示なのです。

左にある表1では、日本で製造されたごまドレッシングが、韓国で販売される際にどのような表示になるかを示したものです。**原材料は全く同じですが、日本で販売されるものの方が食品添加物が少なく感じます。**同じ棚に並べてあれば、日本の表示の商品を買う消費者が多いでしょう。

でも、**実際は、何が入っているか知らされていない。それが現在の日本の食品表示**なのです。

表1 日本で作られたごまドレッシングの日本の表示と、韓国で売る際の表示の比較

日本の表示

製品名	ごまだれ
原材料名	食用植物油脂、本醸造しょうゆ、すりごま、砂糖、果糖ぶどう糖液糖、醸造酢、食塩、アミノ酸液、加工卵黄、かつおぶしエキス、香辛料、調味料（アミノ酸等）、増粘多糖類、香料、（原材料の一部に小麦を含む）
内容量	250ml
賞味期限	下部に記載
保存方法	直射日光を避けて保存
販売者	株式会社■■■ ●●県××市（製造所固有の記号は賞味期限の後に記載）

韓国の表示

製品名	ごまだれドレッシング（ごま9%、天然ゴマ香料0.1%含有）
食品の類型	ドレッシング
原産地	日本
原材料名	精製水、植物性油脂（菜種油）、醤油（精製水、小麦、大豆、精製塩）、ごま9%、砂糖、果糖ブドウ糖液糖、蒸留食酢（精製水、コメ、酒精）、精製塩、加水分解大豆たんぱく質、L-グルタミン酸ナトリウム(香味増進剤)、加工卵黄粉末（鶏卵）、タマリンドガム、天然ゴマ香料0.1%、カツオ抽出物、5-リボヌクレオチド2ナトリウム、サンタンガム、白胡椒
容量	250ml
賞味期限	ラベル別途表示日まで（読み方：年、月、日）
製造本社	▲▲▲ CORPORATION
製造工場	TOCHIGI ●●● CO.LTD
輸入元	■■通商（株） ソウル市××区

『知っていますか？　食品表示のこと』（発行：食の安全・監視市民委員会、編著：食品表示を考える市民ネットワーク）より転載

一括表示が2015年までに変更。消費者にもっと有益な情報を開示してくれるのか？

2013年6月、**現在の食品表示に関する法律「食品衛生法」「日本農林規格（JAS）法」「健康増進法」の三法を一括化し、よりわかりやすい表示にする「新食品表示法」が国会に提出され、可決されました。**これにより食品の表示は今後2年間の猶予期間を経て大きく変わる予定ですが、どのように変わるのかはまだはっきりとは示されていません。

食品表示は、消費者がその食品がどんな原料で作られているか知ることができる唯一の情報源です。今回の改正により、せめて現状よりも後退することのない表示になるよう、注目していかなくてはなりません。

最後に補足をします。冒頭で、消費者庁食品表示課が行った調査について触れましたが、これは「食品表示に関する消費者の意向等調査」というもの。「店頭で食品を購入する際、何を見るか？」という質問があり、これに対する回答は以下でした（日本在住の20歳以上の男女1083名にアンケート。実施期間平成23年12月27日～12月28日／複数回答可）。

1．価格：81・5％　2．消費期限・賞味期限：71・0％　3．商品名：52・8％　4．一括表示：43・5％　5．メーカーブランド名：35・6％

もっと多くの消費者が食品表示に関心を持ってくださることを願っています。それが、安全で美味しい食べものを増やすきっかけになると思うからです。

まとめ

- 食品添加物は、簡略名で書くことが許されている
- 一括表示を見ても結局、全ての原材料を知ることができない場合も多い
- 一括表示をちゃんと見ているのは、2人に1人にも満たない
- 2015年から施行される予定の「新食品表示法」が消費者目線になるかは、注目すべきである

「新鮮」「とれたて」に明確な基準は定められていない

鮮度をうたうキャッチコピーは言ったもの勝ち

昨秋、さまざまなレストラン・ホテル・百貨店などの食材偽装が発覚し、問題になりました。加工品については食品衛生法で表示のルールが定められていますが、**外食・中食には明確なルールがなく、法的な縛りは「景品表示法」しかありません。**ニュースになった食材偽装は、その問題が顕在化《けんざい》したということのようです。

景品表示法とは、商品を販売する際の広告や商品名などの、誇大広告や優良誤認を与える表現を防止する法律。実際よりよく見せかける表示や過大な景品付き販売につられ、質の良くない商品やサービスを買ってしまわないよう、商品やサービスの品質、内容、価格等を偽って表示を行うことを厳しく規制しています。

消費者庁のホームページを見ると、どんな商品がどんな不当表示をしていたか等々の事例が公開されており、どのような表示が法に触れるのかがわかります。しかし外食のメニュー表示までは厳しくチェックしている様子はありませんでした。今後新たなルールが策定されるそうですが、景品表示法も意外に抜け穴が多い法律なので、もっと精度が増すことを願っています。

景品表示法では、「著しく事実に相違する」または「人を誤認させる」表記を禁止しています。しかしスーパーで食品を販売する際によく使われる**「新鮮」「朝どり」等の言葉には、はっきりとした基準は設けられていません。**商品を価値あるものに見せるこれらの**「魔法の言葉」はある意味使ったもの勝ち。**事実、スーパーでさまざまな売り場を見てみると、あちこちに「新鮮」「朝どり」といった言葉が氾濫《はんらん》しています。

一度消費者庁に電話して聞いてみたところ、「どのスーパーでそのような例がありましたか？」と逆に聞かれました。その電話に出られた方が、売り場の実態を把握していないことに驚きました。

「日本一」「No.1」などの言葉については「客観的な根拠を提示できること」などの明解な定義がありますが、食べものの鮮度についての言葉はあいまいでわかりにくいため、販売者の善意をあてにするしかありません。外食メニューで惑わされたのと同様、そういった魔法の言葉に惑わされないためにも、食品そのものの良し悪しを見抜く目を養いたいものです。

まとめ

- 誇大広告については、景品表示法で罰せられる。しかし、客観的な根拠を提示しなければならない「日本一」「No.1」などの言葉以外は、景品表示法で取り締まるのが難しい
- 「新鮮」「大人気」などの根拠が不明瞭なものについては、お店やメーカーは使い放題である
- 宣伝文句に踊らされない眼力や知識を、消費者1人1人が身につけるしかない

原料表記だけで国産100%のはちみつを見つけるのは不可能

はちみつは違法表示が日常茶飯事

強力な殺菌力を持つ天然の甘味料、はちみつ。蜂《はち》が集める花の蜜は季節によって違うため、花の風味も味わえることから、最近ではさまざまなはちみつが販売されています。はちみつの専門店もあるほどですから、はちみつ人気、侮《あなど》れない感じです。

しかし、この**はちみつ、違法表示が多い食品のひとつ**なのです。

全国はちみつ公正取引協議会により定められた「はちみつ類の表示に関する公正競争規約」によると、**「国産」と表示する場合、その原料蜜の全てが国内で採蜜されたものでなければなりません。**

しかし現在では、はちみつの原産国を検知する方法がなく、**安価な中国産のはちみつを混ぜた商品を「国産はちみつ」と称し販売している業者が後を絶たないのです。**何しろ現在、輸入はちみつの81％が中国産。貿易統計のデータを見ると1kgあたり223円と格安です。国産はちみつの販売平均単価は1kgあたり1500円〜2000円ですから、高価な国産はちみつに中国産はちみつを混ぜることで単価を下げることができ、売りやすくなるのでしょう。しかしそれは偽装です。

景品表示法違反で、消費者庁のホームページに「中国産はちみつ混入業者」が掲載されているのを時折見かけます。最近では岩手県の老舗業者が指導を受けていました。伝聞情報ですが、中国産はちみつとの混合ははちみつ業界では日常的に行われているようです。

以前は、糖類やシロップを混ぜた偽《にせ》はちみつが問題になりました。糖類添加のはちみつについては、その旨を表示することが全国はちみつ公正取引協議会により細かく定められています。糖類が添加されている場合は検知方法が確立されているため、偽装はしにくくなっています。

いずれにしても、**はちみつは意外にグレーな部分が多い**食品なのです。

100%国産のはちみつを探すのはほぼ無理。安すぎないものを選ぶのが解決策のひとつ

では本物の国産はちみつを見つけるにはどうしたらいいのでしょう？　よく、結晶化す

るはちみつは本物であるとか、本物はびんを逆さにしたときに細かい気泡が生じるなどと言いますよね。

しかし、結晶化は蜂が集めてくる蜜の種類によって違いますから、これを目安にするのは少し無理があります。**素人が本物のはちみつ、ましてや１００％国産のはちみつを見つけるのは非常に困難。**ほぼ不可能と言ってもいいでしょう。

消費者にできることは、あまりにも安いはちみつを選ばないこと。また、信頼できる個人の養蜂《ようほう》家を探すのもいいでしょう。国産はちみつの生産量は年間２６００トン強。それに対して輸入はちみつは３万９０００トンですから、流通しているはちみつのほとんどが輸入品。はちみつの自給率は大豆よりも低い６・２％です。国産はちみつが、いかに希少かがよくわかります。

近年では採蜜植物の減少（広葉樹林や野の花が減ったこと）もあり、個人の養蜂家が減ってきています。**消費者が安価な中国産はちみつを購入し続ければ、ますます養蜂家は減っていく**でしょう。国産のはちみつを食べることが、はちみつの自給率を高めるためにも、ミツバチのためにも、必要なことだとわたしは考えています。

まとめ

- はちみつに「国産」と表示する場合は、原料全てが国産でなければならない
- しかし、国産と表記しながらも、安価な輸入はちみつを混ぜた商品も多い
- はちみつが国産かどうかを調べるのは、素人にはほぼ無理
- 本物の国産はちみつを入手したければ、安すぎるものを避けるか、信頼できる養蜂家から直接買おう

第8章

化学物質から逃れるのが極めて困難な日本の食生活

食べものを安さだけで選んでいる限り、
食品添加物から逃れることはできない

食品添加物は悪いもの？ そうとも言えない保存食の歴史

現代では漬物や干物など従来の保存食に頼らなくても、「食品添加物」で食べものの保存期間を長くすることができます。**保存のみならず、食べものの香りを豊かに、色を美しく、さらに味もよくすることができる食品添加物。そのおかげで、私たちは全く飢えることのない豊かな暮らしを送ることができるようになった**と言ってもいいでしょう。これは食品添加物の素晴らしい面。忘れてはいけない部分です。

しかしいいことばかりではありません。**「普通にスーパーで売っている加工品を何も気にせずに食べていると、1年間に摂取する食品添加物の量はキロ単位になる」**と言われるほど、現代人は加工食品を通じて食品添加物を食べ続けています。

理由は何でしょう。そのひとつが、食べものをはかる物差しが「価格」であること。食品添加物を使うと、食品を安く作ることができるので、安いものが評価される世の中では、自然に食品添加物を口にする機会が増えてしまうのです。

100gの豚肉から120gのハムができる不思議

食品添加物を使えば、少ない原料でたくさんの商品を作ることもできます。

例えば塩と香辛料、砂糖のみを使用した無添加ロースハムを100gの肉で作ったとします。肉は塩漬けされると水分が抜けますから、完成品のハムの重量は90g程度。賞味期限は製造日から7日間です。

一方、一般的なロースハムは、100gの肉に糖類やたんぱく、調味料、発色剤、水飴や砂糖などが添加されます。完成品の重量は120〜130g程度。増量剤などを始めとした食品添加物で、かさが増え、賞味期限も長くなります。

無添加ハムを食べてみると肉でできていることがはっきりとわかりますが、それに比べると食品添加物が入ったハムは、まるでかまぼこのよう。原料を見ると、肉と魚という違いがあるものの、かまぼことほとんど変わりません。**わたしは、この製法でできたハムを「かまぼこハム」と呼んでいます。**

食品業界で働いていると、売価から原価がある程度推測できるため、あまりにも安価な商品を見ると、何が使ってあるのだろうとドキドキします。そういうものは時に、劣悪な原料が使用されていることもあるでしょう。しかし**食品添加物を使えば、それなりに美味しい商品になる**のです。

昨今、食べものの価格は非常に安くなっています。これは、企業努力の結果なのでしょうか？　ともあれ、**私たちが食べものを購入する際の物差しが「価格」である限り、「安い原料&食品添加物」で作られた食品が消えることはない**でしょう。

まとめ

●安さだけを優先して買い物をしていると、食品添加物をどんどん摂取することになる
●日本人１人あたりの１年間の食品添加物摂取量は、平均するとキロ単位に至る
●安い原料、少ない原料でも、食品添加物を使えばそれなりの食品になる

放射線を当てたジャガイモが市場に出回っている

１９７０年代から世界各国で食品への放射線照射が行われている

半世紀ほど前、アメリカ軍では食品の腐敗防止や長期保存のため、食品に放射線を照射する実験を始めました。このときのデータは軍の機密とされましたが、日本の国立医薬品食品衛生研究所が２００２年から２００４年まで３年をかけて、その実験資料を調査し、**放射線を照射した牛肉やベーコンから、自然界にある放射線の２・４倍から３倍の誘導放射能を検出したということがわかりました。**照射された物質から放射線が出たということの結果は、最近まで世に出ることはありませんでした。

さて、この食品照射は世界各国で行われています。**実は日本でも行われている**ことをご存知でしたたか？

日本では食品に対しての放射線照射は、食品衛生法で禁じられています。しかし唯一例外として、北海道の士幌《しほろ》町農協のジャガイモにのみ「食品照射」が行われているのです。ほとんど知られていない話ですが。

1972年、厚生省（当時）が発芽防止を目的に、士幌町農協のジャガイモに対して150グレイの放射線を照射することを許可し、1974年から販売が始まりました。ジャガイモを放置しておくと芽が出てきますが、**放射線を照射すれば発芽を抑制する効果がある**のです。玉ねぎなどにも同様の効果があることが知られています。

2009年の日本食品照射研究協議会で農協職員が発表した統計によると、一時期は2万トン規模を出荷していました。2009年には約5千トンまでに減少したものの、**現在も流通しています。しかしどこに流通しているかは不明**です。北海道産の貯蔵イモが出てくるのは、4月から5月の間。その間、照射ジャガイモがどこかで売られているのです。

放射線照射食品を知らずに買っている可能性が

放射線を照射されたジャガイモには「照射食品」と表示する義務があるため、箱には必ずその旨の記載があります。しかし、ジャガイモは小分けして販売されるものですから、

その知識がない小売店では「照射」の表示がないままパックして売られていることがあるようです。事実を何も知らない消費者が、気づかずに買う可能性があるわけです。

照射されたジャガイモには放射能の残留はありませんが、**放射線照射により発がんを促進する可能性がある物質「シクロブタノン」ができることがわかっています**。しかし現在、これについては安全性に問題はないとされています。

とはいえ、放射線照射食品の検知方法を研究していた方に話を聞くと、**照射食品からは「照射臭」という独特のニオイがする**そうです。ニオイがするということは、何かが変性しているということです。何が変わっているのか現時点ではわかっていないようですが、わたしは食べたくありません。

3・11以降、放射能を気にする方の中にも、照射ジャガイモを知らずに買っている方がいらっしゃるかもしれません。食品照射は原子力の平和利用の一貫という名目で行われています。また、その他の殺菌法に比べ、完全に菌を殺せるので安全とされています。

とはいえ、日本では消費者が全く知らないところで、放射線を照射されたジャガイモを1974年より累計で何万トンも流通させてきたのです。

スパイスやレバーにも放射線照射を推進する動きアリ

日本では食品衛生法で「原則的に照射食品の輸入を全面的に禁止」しています。輸入は禁止されていますが、照射食品を検知する有効な手段は現在でもまだ見つかっていないため、**輸入食品の中から照射食品を検知し、100%阻止できているわけではありません。**

日本の大手水産加工会社が中国から輸入した缶詰の材料に、放射線照射された貝が使われていたことがありました。その他の中国産照射食品としては乾燥シイタケ、ウーロン茶、ボイルシャコ、乾燥ネギなどが輸入されたこともあります。わたしたちは、**放射線照射食品を知らずに食べている可能性があるのです。**

世界を見渡してみると、食品照射が許可されている国は多く、アメリカでは食肉の殺菌目的で使用されています。EU、アメリカ、オーストラリア、ニュージーランド、中国、韓国、タイではスパイスに照射されています。そのせいか、**日本でも、スパイスの殺菌で照射を要請する動きがあります。**

食品安全委員会の安全審査を経て検討というところで原発事故が起き、現時点では進んでいないようですが、Ｏ１５７によるレバーの食中毒で生食が禁止になった後、**レバーを放射線照射で殺菌してはどうかという意見がメディアに掲載されていました。**アメリカでは食肉に許可されていますから、日本でもどうなるか。注目していく必要がありそうです。

もしスパイスに照射が認可されたら、市販のカレールウにそれらのスパイスが使用されることになります。日本人の大好きなカレーが照射食品になるということです。スパイスと言われてもピンとこないかもしれませんが、その中にはにんにくや生姜、セロリなども含まれています。それらに放射線照射がされるようになったら。照射ジャガイモとスパイスで作ったカレーが学校給食に出るなんてこともありそうです。

遺伝子組み換え食品も同様なのですが、照射食品を食べ続けても健康被害が出た例はありません。そういう意味では残留農薬も食品添加物も同じですね。

照射食品に限って言えば、発展途上国では食中毒が減ったといった良い評価がされていることもあります。発がんを促進する物質が生成されるという限りなくグレーな結果があるのみですが、それについては「安全」だと言われています。

食べものはわたしたちの体を作るものです。農薬などの化学物質と放射線照射と遺伝子組み換え食品。それらが複合的にわたしたちの体の中でどのような働きをしているのか、誰も知りません。何を選ぶのかは消費者に任されています。選択するに足りるじゅうぶんな情報がきちんと与えられること、その上で自ら選択することが必要なのではないでしょうか。

まとめ

- 日本でも、放射線照射ジャガイモが作られている
- 放射線照射によって、発がんを促進する可能性がある物質が生成されてしまう
- アメリカ軍の実験によると、放射線照射食品からは自然界にある放射線の３倍近くの放射能を検知した
- 表示のない放射線照射食品を、知らずに食べている可能性がある
- 放射線照射食品の輸入は禁止されているが、輸入食品に含まれていた事例がある
- 日本では現在、スパイスへの放射線照射が検討されている

健康食品の代名詞・豆腐にも化学物質が使われていることがある

実は添加物不使用の豆腐の方が少数派

豆腐の原材料は大豆とにがりと水。非常にシンプルな原材料から作られています。しかし、これだけで作られている豆腐の方が少ないのが現状。本物の豆腐が意外と少ないのです。では一般の豆腐はどのようなもので作られているのでしょう？

まず、大豆。ほとんどの豆腐が国産大豆、そして「遺伝子組み換えでない」大豆を使っています。日本の伝統食ですから、当然とも言えます。

次に凝固剤。豆乳を固める際に使います。昔ながらの製法で、海水から塩を分離する過程でできるにがりを使っている場合は、一括表示に塩化マグネシウム含有物・粗製海水塩化マグネシウム等と表示されています。「にがり」は物質名ではないのですが、なんとなく「にがり」っぽい名前ですね。

豆腐が2倍作れてしまう消泡剤《しょうほうざい》という魔法の物質

にがりでなく食品添加物を使用している場合は、硫酸カルシウム、または、グルコノデルタラクトンという物質で表記されています。しかし、豆腐に使われる食品添加物は、これだけではありません。

豆腐を手作りしたことのある人にはおわかりかと思いますが、豆乳を加熱すると大量に泡が発生しますよね。お豆腐屋さんで作る際でもこれは同じ。この泡を出さないようにする物質があります。それが**消泡剤、あるいはグリセリン脂肪酸エステルと呼ばれるものです。消泡剤は添加率によって表示しなくていい場合がありますから、表示になくても使われていることがあります。**

にがりと水、大豆だけで作られている豆腐と、これらの化学物質を添加して作られている豆腐とでは、何が違うのか。それは、使用原料に対する製品の出来高の比率。大豆を煮る段階や豆乳を絞る段階で、**無添加のものだとかなりのロスが出るのですが、それらを職**

人技でカバーするのが無添加豆腐。化学物質でカバーしているのが一般の豆腐なのです。

単純に比較して、**食品添加物を使えば、同じ量の大豆から２倍もの量の絹豆腐ができる**そうですから驚きです。できる豆腐の味はともかく、売値を安くすることができるでしょう。さらに原料大豆の品質を落とせば、もっと安い豆腐を作ることが可能です。もちろん、それなりの味にしかなりません。でもそれらは、本物の豆腐でしょうか？

そんな中、美味しい豆腐をまじめに作っているメーカーがあります。わたしが好きなのは、国産の厳選された大豆だけを使い、昔ながらの製法で作られている「三之助《みのすけ》豆腐」。一丁３００円以上するので、豆腐でそんな値段？と驚かれるかもしれません。そして一丁がかなり大きいこともあり、ちょっと手が出ないという人も多いかもしれません。この大きさも、木綿豆腐の柔らかさを一番実感できる大きさということで決まったそうです。あえて食べやすい大きさにしない職人の誇りを感じます。

豆の甘みとうまみをきちんと実感でき、お醤油をかけて食べるのがもったいないほどの美味しさ。**それ一品でごちそうになるほどなので、一度口にすると食品添加物の入った豆**

腐は食べられなくなります。

三之助豆腐はネット通販も行っています（http://www.minosuke.co.jp/）。東京界隈《かいわい》なら、スーパーの成城石井などで買うことができますから、本当に美味しい豆腐を食べてみたい方はぜひ試してみてください。

まとめ

- **大豆、水、にがりのみで作られている豆腐は、今では少数派**
- **原材料を見れば、にがりが天然か化学物質かがわかる**
- **消泡剤は表示されていないことがある**
- **消泡剤を使うことで、原料の大豆から2倍の豆腐が作れてしまう**

最終章

消費者の行動が体によく美味しい農作物を救う！

日本の野菜は安すぎる

気候に大きく左右される野菜は価格を一定にするのが非常に難しい

普段は安価なのが当たり前の野菜。高くなったときだけ「野菜高騰《こうとう》」の記事が新聞の見出しに躍り、困った顔の消費者がニュースに登場します。なぜ野菜が安くなったり高くなったりするのか、その理由を考えてみましょう。

例えば2013年の夏。高原産地の野菜が軒並み高騰しました。これは夏の気温が高かったせい。夏の間、平地で作れない大根やキャベツを、標高が高く涼しい長野県や群馬県で栽培するのが高原野菜ですが、この高原の気温が通常よりも高く、出来具合が悪かったのです。また、気温が高くなると色づきが悪くなり果実がならなくなるハウス栽培のトマトやきゅうりも高騰しました。わたしは家庭菜園で自給していてナスがなりすぎてしまい、その料理方法で頭を悩ませていましたが、スーパーでナスが高いのを見て驚きました。

何度も来た大型の台風の影響も大きかったようです。苗の時点で畑が水没してしまうなどの被害があり、それらの野菜が出荷される11月から1月にも、収穫されるはずの野菜の数が圧倒的に少なくなってしまい、高騰を招いたというわけです。

結局価格は下がることなく、継続して高値で推移しました。新聞には「今年の野菜が高いのではなく価格は平年並み。去年が安すぎた」（2013年の新聞より）という記事が出ていましたが、野菜の価格については直近のことしか覚えていないのが消費者。原因はその1カ月以上前にあるのですが（主に天候）、そこに考えが及ぶ人は少ないようです。

台風被害があったり低温で生育しなくなったりして、足りないことがわかっていても、**どうしようもないのが冬場の露地野菜**（ビニールハウスなどの室内ではなく、露天の畑で栽培する野菜）。一日種まきが遅いだけで出荷は1週間ほども遅れますし、かといって生き物相手に「成長を早めろ」とは言えません。

不作になるとたちまち行き詰まってしまう野菜の供給。そうなって初めて、わたしたちは野菜の価格に思いを馳《は》せるのです。

野菜の値段は30年以上前からほとんど変わっていない

さて皆さんは、野菜が高いと思うことは多いでしょうか？　**わたしはむしろ、現在の野菜の売価は安すぎるのではないかと考えています。**野菜が高騰すると、決まって「毎日食べるものだから、困ったねえ」と言われますが、**高いと言っても50円、30円しか違わない世界。**何十万円もするブランド物のバッグを持ってスーパーで150円の大根が高いと言っている人を見ると、何かチグハグな印象を受けてしまいます。

不況とはいえ、**サラリーマンの平均初任給は30年前のほぼ2倍になっているのに、野菜の価格はそんなに変わっていません。**流通経費や人件費は確実に上がっているはずなのに、野菜の価格が変わらないのはどこかに負担がかかっているからではないでしょうか。そのしわ寄せは、どこに行っているのでしょう？　**これが農業人口の減少や高齢化の原因になっているのでは？**

相場制でいつも同じ価格で売れるわけではない野菜。**農家は、そのシーズンの収入の予定をおおまかにしか立てることができません。**今年の収入予定額がはっきり決まっていないのに、家計を切り盛りするなんてことは、サラリーマン家庭には想像もできないことです。このあたりにも農業人口減少の理由がありそうです。

野菜の値段を真剣に考えないと国産の優良な野菜が追いやられる

例えばスーパーで大根が1本100円（小売価格）で売られていた場合、これらの大根が農家から出てくるときの価格（出荷価格）を考えてみましょう。

まず、スーパーの粗利を20％とします。JA・市場の出荷手数料が約10％。段ボール代が1箱12円として、この中に10本入りますから、大根1本あたりの段ボール代は1・2円。これで計算すると、農家の手取りは大根1本あたり68・8円となります。ただし、中間にこれ以外の手数料などの諸経費がありますので、1本あたり60円で計算します。

大根は関東の平地では10アール（1アールは100平方メートル）に5000本植えますが、このうちの正品率（正規品として卸せる率）が80％くらいと考えると4000本出荷できる計算です。単純に計算してみると、10アールあたりの収入は4000（本）×60（1本あたりの円）で24万円です。

ちなみに、農家一人あたりが作業できる栽培面積は50アールと言われます。そこで、1つの家族で働き手が3人（夫婦&息子）とすれば、1家族での年間栽培面積は50アール×3＝150アール。

また、大根は関東の平地では1年に2回栽培できます。大根だけを作っている農家はそんなにいないのですが、単純計算すると、「24万円×2（シーズン）×150アール／10アール＝年収720万円」。これは農家1人あたりではなく、家族3人分の年収です。非常におおまかで少し乱暴な計算ですが、露地野菜を栽培している農家の収入の目安にはなるでしょう。ともあれ、ちょっと少ない気がします。しかもここから、種代・農薬代・資材代・燃料費などが引かれていき、残りが農家の利益となるのです。

　このような**農家の手取りを考えると、野菜が安いことを手放しで喜べません**。自分の子どもに農業をさせたくないと思う農家が多いのは、当然とも言えます。またこの価格では、**手間暇も経費もかかる有機栽培などできないのは当たり前**でしょう。

　そんな中、収入や収量を上げるための大規模化、機械化、付加価値商品の作付、農業法人化などが推奨されています。実際に大規模化して成功している農家はいますが、そういう農家はほんの一握り。私たちの日々の暮らしを支えているのは、作付面積が１ヘクタール（＝１００アール）以下の小規模の個人農家だということを忘れてはいけません。

　わたしたち消費者が、**この問題を真剣に考えていかなければ、中国やアメリカをはじめとする海外産の安い野菜に日本の野菜は駆逐されてしまう**かもしれないのです。

農業人口の減少には消費者の考え方・行動にも原因がある

新規参入者に厳しい日本の農業

農業ブームと言われて久しい昨今、農業の世界に飛び込み、新たな挑戦をする人たちが増えつつあります。

農水省発表の平成24年のデータによると、新規自営農業就農者（いわゆる後継者）は約4万5000人、新規雇用就農者（農業法人等に雇用された人たち）は約8500人、新規参入者は約3000人となっています。

このうち、**条件が一番厳しいのが「新規参入者」。彼らは、農業後継者や雇用農業者とは違い、全く基盤のないところで、自らの力で土地を探し、その畑を耕し、作った野菜や米の売り先を見つけ、生活を成り立たせなくてはいけません。**

1年目は無収入を覚悟して農業の世界に飛び込む彼らには、当然ですが、大規模農業に取り組むほどの余裕はなく、少量多品目栽培から始める人がほとんど。しかし少量の出荷は**地元ＪＡでは断られることが多い**ため、直売所や個人宅配などを利用するところからスタートします。

直売所の中にはＪＡに出荷している農家の規格外品や、リタイアしたお年寄りの小遣い稼ぎの場になっているところがあり、そういうところは低価格競争になりがち。きちんと利益を得たい新規参入者は、**直売所価格に太刀打ちできないケースがほとんどです。**

また、個人の宅配も順調になるまでにはかなりの時間がかかります。売り先が確保できないという意味で、日本の農業界は新規参入者に少し冷たいと言ってもいいかもしれません。

日本の農業衰退の原因は安い輸入農作物ではない!?

実際に新規参入者に話を聞いてみると、たいていの人が「お金が大変」「赤字にはなっていないけどかなり厳しい」と言います。最初の1年間は無収入を覚悟して、2人で1000万円の貯蓄をし、準備万端で就農した夫婦でも厳しかったようです。販売先を見つけるまで農業が継続できるかどうか。新規参入者にとっては、最初の3年が勝負です。

2012年「人・農地プラン」という補助事業ができ、**新規参入者に最長5年間・年間150万円の給付金が支払われることになりました。**わたしの知り合いも何人かがこの補助金を申請し、「これで耕運機が買えるかも」と喜んでいました。**ご近所の農家にトラクターや耕運機を借りて畑を耕している新規参入者は多く、機械を購入するほどの売上を上げるのは難しい**ことがわかります。

就農してはみたものの、売り先をうまく見つけられず、結局道半ばで農業をやめてしまう人も多い新規参入者にとって、この補助金こそ経営が成り立つ一助になるでしょう。遅きに失した感もありますが。

現在の日本では、大規模化が農業の生き残る道と言われています。**海外の農産物との価格競争に勝つためには、省力化・大規模化して価格競争力をつけることか、付加価値商品を作ることとの２択しかありません。**

ＴＰＰ参加で農業の衰退が心配されていますが、すでに日本の農業は衰退しつつあります。農家は高齢化し、耕作放棄地は増えるばかり。**海外との競争力だけではなく、問題は別のところにもある**のではないでしょうか。

個人の小規模な農家、特に新規参入者の経営が安定することは、日本の農業を守るためには大切なこと。**30代前半で就農する新規参入者は、その後30年以上農業に従事できる存在でもあります。**スーパーの売り場に並ぶ機会が少ない新規参入者の野菜ですが、積極的に応援していきたいですね。

自分の体を作る食べものを値段だけで選ぶ人が多い

スーパーで売られているものの多くは、どこの国の誰が作ったものを原料にしているのかわからない、さまざまな化学物質を添加された大量生産の安価なものです。食べものは日々の暮らしに必要なものだから、できるだけ安く買いたいというのは当たり前のことかもしれません。

しかしその**消費者の嗜好が、現在の日本の食べものの方向性を決めています。食べものはまず安いことが第一条件。そのため安全性は二の次。農薬や食品添加物、産地偽装、遺伝子組み換え作物…。食べものの問題は多くありますが、それは消費者がそう望んでいるからとも言えるのです。**

食べものの価値を価格だけで測っていると、いつか私たちは大切なものを失うでしょう。

スナック菓子やハンバーガーが大好きで、伝統的な食べものを嫌い、魚の食べ方を知らない子ども。彼らが成長すると、台所にまな板や包丁がなく、ごはんを炊いたこともなく、りんごをむくのが面倒だからバナナとみかんしか食べない大人になるのかもしれません。食べものは空腹を満たすためだけに食べているから、どんなものでもかまわないと考えてしまったら、彼らの将来には高血圧、メタボリックシンドローム、糖尿病、そして、がんが待っているかもしれません。

自分の体を作るのは食べものだということに無関心な人が多すぎる気がします。そうなってしまってから気づくのでは遅いのではないでしょうか。

自分だけよければいいの？

日本の消費者は、利己的な購買行動をするという声も多いようです。例えば有機農産物を購入する最大の動機は「自分の健康」です。この購買行動はアメリカでも同じです。わたしたちにとっては当たり前のことのようですが、**ヨーロッパでは少し違います。**

日本で有機JAS認定を取得している農家が、ドイツのスーパーでオーガニック野菜売り場を見学したときのことです。日本では出荷できないような虫に食われた野菜が正々堂々と売られていました。「こんなものが売り物になるのか？」と尋ねたら、店の人に「オーガニックだからこれぐらいは当然だろう。何が問題なのだ？」と言われたそうです。

また、イタリアのある村では、その地域のりんごを使った手作りのりんごジュースを飲むことで、村の人たちがりんご農家を支えています。そのジュースは一般的なものよりもかなり割高なのですが、美しいりんご畑と美味しいりんごのためなら、価格など問題ないじゃないかと村の人は言うそうです。いつまでもこの村でりんごを栽培できるように、秋になるとりんごが実る美しい景観が維持されるよう、自分たちはジュースを飲むのだと。

日本にはこういった意識はあまりありません。**通常は、国産よりも安い輸入品を選択します。有機農産物よりも慣行栽培の野菜の方が安価なため、有機農産物に無関心な消費者が多く、有機農家を育てようという意識もあまりありません。**

ヨーロッパと日本の間で起きるこの違いは何でしょう。宗教観でしょうか。次の例を見るとそうでもないように思えます。

日本のスーパーでは、全ての野菜がきれいにトレイに入れられ、ラップでパックされています。この過剰包装が気になったことはありませんか？　パックには鮮度保持という目的もありますが、実はもうひとつ、非常に大きな理由があります。それは消費者が触ることによって品質が低下するのを防ぐという目的です。

スーパーの売り場で、陳列されているものを全部手に取り、ためつすがめつ眺めて一番奥、あるいは一番下から取っていく人を見たことはありませんか？　**昔は「触っちゃダメだよ！」と八百屋の主人に言われていましたよね。でも今は、とにかく触る買い物客が多いようです。**

触った後の野菜や果物は劣化するものですが、そこまで想像が及ばないのでしょうか。八百屋のように注意できないスーパーでは、その防護策としてきっちりパックをしているのです。

お買い物で世界を変えよう

子どもたちの未来のために農業や食べものの流通を変えた消費者たち

1970年代、まだ有機農業がマイナーな存在だった頃、子どもたちが安心して食べられるものをと、積極的に有機農家を支えていた都会の消費者がいました。

有機農業の技術すら確立されていなかった当時、レースのようになっている白菜や、虫がついている菜っ葉を「有機だからいいのよ」と言う消費者の存在は農家にとってありがたい存在でした。**見た目よりも安心を求める彼女たちがいなければ、有機農業は今のように発展しなかったかもしれません。**

1975年に生まれた大地を守る会のように、農家から直接野菜を購入し消費者に届ける「宅配」というしくみができて、有機野菜は手に入れやすくなりました。合わせて、伝統的な調味料を使い食品添加物を使わずに作った加工品類、動物工場ではない場所で飼料や飼い方にも留意して育てた動物の肉や卵や乳なども、少しずつ広がっていきました。**買う人がいれば作る人は増えていく、単純なしくみです。**

農家も流通も消費者も「安心して食べられるものをもっと増やそう」という共通の目標を目指し、ひたすら作ったものを届け、買うことで社会を変えようとしていました。

私が大地を守る会に入社したのは1992年でしたが、**当時の消費者の方々には「買い支える」という意識が非常に強く、多少のことではクレームを言わない人が多かったように思います。**食の安全を求める消費者の数は1990年代後半になるとさらに増えます。大地を守る会をはじめ、生協、らでぃっしゅぼーやなど、安心できる食材を取り扱う組織の数と規模はどんどん大きくなっていきました。

ひどい扱いを受けていた有機農業も徐々にではあるが普及してきた

有機農業を営む農家が地域で村八分にされたり、ＪＡにあからさまに差別されたり、取引を停止されたりもして、かなりの覚悟がないと有機に取り組むことが難しかった時代がありました。しかし消費者はその野菜を食べ、流通は運び続けました。最初は厳しかった農家の経営も徐々に良くなり、地域に有機農業の仲間も増え始めました。それは、相場に左右されない再生産可能な価格で、手間のかかる有機野菜を売ることができたからです。

２００６年、有機農業推進法の施行によって有機農業は国の方針となり、現在ではまだまだ少ないとはいえ、スーパーで有機農産物が買えるようになりました。わたしが大地を守る会に入社した当時「有機野菜が一般のスーパーに売られるようになるのが夢」と言った上司がいましたが、その夢は叶いました。

１９７０年代に「子どもたちのために安心できる食べものを」という一途な思いで有機農家を支えた少数の消費者と流通、安全なものを作りたいと考えた農家が、世の中を少し変えたのだと思います。消費者の選択で、社会が変わるのを目にした経験が、わたしを本書の刊行に至らせました。しかし現状を変えるには少し時間がかかりそうです。

その理由のひとつに消費者の無関心があります。

農家の顔が見えれば信頼できる農家から買いたくなる

農業の衰退に歯止めはかからず、食料自給率は低いまま、輸入穀物は遺伝子組み換え作物に頼らざるを得ない現在の日本。食品の品質が今後改善される保証はどこにもなく、またその価格も政治や経済の影響を受けて大きく変動します。このような脆弱《ぜいじゃく》な基盤の上に私たちの食生活があることを、ほとんどの人が気づいていません。

最近「顔の見える関係」という言葉をよく聞きませんか？　この言葉、もともとは大地を守る会が提案したものでした。大地を守る会では昔、夏に産地交流ツアーというイベントを開催していました。消費者が農家の畑を訪問し、どんな人が作っているかを知り、逆に、農家も自分の野菜を食べている消費者を知ります。ただ作るだけ、運ぶだけ、食べるだけではない関係。このツアーを通じて、「顔の見える関係」は作られていきました。

生産の現場が身近に感じられるようになると、消費者は食べるだけの人ではなくなります。台風が来れば農家を心配し、豊作だと言えばたくさん購入します。

そしてそれは農家も同じこと。あの人たちが食べるのならちゃんとしたものを作ろうと思います。お互いの顔を知る、そんな小さなことが、本物の信頼関係を築くのです。

知らせたくない流通と知りたくない消費者の〝皮肉にも〟いい関係

しかしこの信頼関係は、一般的な市場では作ることが難しく、現在では生産と消費、流通の現場は、全て分断されています。農家は自分が作っているものを、どんな人が食べているかを知ることはなく、消費者も作り手の顔を見ることはありません。

野菜がどのように栽培されているのか、どんな人が作っているのか知ろうにも、**売り場に表示されているのはせいぜい価格や産地ぐらい**です。

本来ならば、流通が作り手の情報を消費者に伝える役割を持っているのですが、あえてその情報を伝えていないようにも思えます。畜産の現状や農薬の回数などは、消費者に知られない方が好都合なものが多く、流通は積極的に情報を流そうとしていないのではないでしょうか。

企業にいたってはもっと顕著です。何が入っているか細かく表示すればするほど、きちんとした原料で作られていないことがわかってしまうからかもしれません。

そもそも、消費者はこれらの情報を知りたいと思っているのでしょうか？　原材料表示を見ない人が約半数もいるのですから、そう思っていないのかもしれませんね。

消費者の無関心をいいことに、最低限の情報しか与えたくない流通や生産が情報を提供していないのが現状とも言えます。それが食品添加物や農薬、遺伝子組み換え作物、産地偽装などの食の問題となって、結局は消費者に降りかかってくるのです。

食べものは自分の体を作るものです。わたしたちは、**食べものが作られている現場をもう少し知る必要があるのではないでしょうか。**作り手と食べ手の距離が近ければ近いほど、その食べものは大切なものになり、残したり、捨てたりすることができなくなるはずです。

安価なものを大量に購入し、余ったら捨てる。「情報の不在」は、「食べものを大切にできない」というわたしたちのライフスタイルになって表れているのです。

「お金の素」と考えた瞬間農作物は軽い扱いを受けてしまう

今でも時々産地に行き、農家のおじさま方とよく話をします。お金の話、昔話、農薬の話…。付き合いが長くなるといろんな話をするようになります。畑に行く途中の雑談は特に楽しく、時には思わぬ本音が聞けることもあります。

あるとき、有機ＪＡＳ認定を取得している群馬の農家の方がぼそっと言いました。

「**食べものをお金だと思って作ると、農薬をかけるの平気になっちゃうよね。**食べものって人の体を作る素でしょう。自分たちの野菜で誰かの体ができて命になるんだって考えたら、農薬や除草剤、まけないよね。自分の孫が食べること考えたらイヤだもの。だけど、これひとつ１００円になると思い始めると、農薬かけるの平気になっちゃうんだよ。そう思ったらもうずっと平気なの。食べものをお金だと思うとダメなんだよねぇ」

また、北海道で何十年も有機農業をやっていて経営的にかなり厳しいある農家に、次のような話を聞いたことがあります。

「慣行栽培をやってた頃、表彰されたことがあるんだよ。収量がよくってさ。今からじゃ信じられないだろうけど。その頃アスパラガスも作ってたんだけどさ、あれ、除草剤まいた翌日に収穫してもいいわけ。それ誰が食べてるんだろな、いいのかなあって思いながら作ってたさ。ずーっとね。で、ある日やめようって思ってやめたの。慣行栽培」

どちらの話もとても印象深い話です。食べものについての全ての問題が、これらの話に集約されているように思うのはわたしだけでしょうか。

農作物を命を作るもとと考える農家は意外に少ない

例えば、**自家用の野菜と出荷用の野菜を分けて栽培する農家がいるというのはよく聞く話です。出荷する野菜は換金するものだから、まず売れることが大切。自分たちが食べるものは自分の生命を作るものだから、安全なのが大切。**

そうやって分けて考えなかった人たちが、有機や無農薬の道を選んだのかもしれません。

「食べものは人の命を作るもの」と理解している農家が、野菜や果物、畜産品を作っていること、この後も作り続けられることが、今とても大切なのだと思います。

わたしは、「安全・危険」という物差しだけで食べものをはかることは難しいと考えています。安全・危険の物差しは、時と場合、法律、科学的根拠等々、立場によっていろいろ変わるからです。

残留農薬は基準値以内だから大丈夫。ADI値以内だから食品添加物がたくさん入っていても大丈夫。それは簡単には否定できません。健康被害は具体的には出ていないし、法律で定められていることを順守しているからです。

しかし、果たしてそうでしょうか？ そう言われるたび「でもそれは、本当の食べものですか？」と尋ねたくなります。**「それで人の命を作るという意識を持っていますか？」**と。

わたしは、自分が作るものが人の命の素になるのだと、きちんと理解して作っている人のものが食べたいと考えています。なければ自分で作ります。そして今の日本では、**そういう食べものを作る人はほんの一握りしかいないというのが悲しい現実**なのです。

安心して食べられる野菜が安く買える日は必ずやってくる！

農薬に頼りすぎる日本の農業。どれもがその場しのぎ

自分でも家庭菜園で有機農業にチャレンジしたことがありました。しかし、しょせん素人の知識。たいしたものはできませんでした。2000年に部署を異動し、農業の専門知識など何も持ち合わせないまま産地周りの仕事を始めたのですが、しばらくするとそんなわたしでも、農家の中にも上手な人とそうでもない人がいることに気づきました。

何年か経ち、有機農業にはきちんとした技術が確立されていないことがわかりました。

さらに言えば、慣行栽培も含め農業全般で、きちんとした農業技術が確立されていないように思いました。この場合の技術とは、再現性が可能な科学的なもののことを言います。つまり**誰がやってもそれなりの効果がある技術というのが、どうもないような感じ**なのです。

虫や病気が出るから農薬をまく。土壌由来の病気が出るから土壌消毒剤をまく。日本の土は酸性だから石灰を入れる。全てが対症療法です。そしてこれは慣行栽培だけでなく、有機農業でも同じような印象を受けました。

新規参入者が独立後も自分の畑でできる農法を習得できない

農業は地域の気候や風土に左右されることが多く、土質も違えば降水量も違いますから、一律な技術を構築するのは難しいと言われています。簡単に言うと「あなたの土地ではできてもウチではできない」ことがたくさんあるということです。

その結果農家は、独自の技術を試行錯誤しながら確立し、それぞれが作物を栽培しています。上手に作物を作る人というのは、自分の土地や気候に即してそれぞれに技術を積み上げた人たち。何の問題もありません。きちんと作物が作れていれば。

しかし少し困るのが、これらの農家が新規参入者の指導をすることです。

新規参入者は、基本的に従来の農家のもとで研修を積み、その後、農業を始めます。**研修先の農家の技術は残念ながら再現性がないことが多い**のです。そのため、その技術がどこに行っても役立つわけではありません。機械の動かし方や種のまき方などの基本以外の栽培技術は、得たとしてもかえってマイナスになることさえあります。

せっかく農業の世界に飛び込んだのに、このせいで最初の数年間を無駄にする例も多いのが現状。何年か経ち、実は自分に栽培技術がほとんど身についていないことに気づき、「間違っていたのかも」と後悔することが意外に多いのです。

新規参入者の最初の数年が無駄になるのは、大変な時間のロス。最初の3年間が勝負なのに「しまった！」と気づいて3年後から再スタートするにも、続ける資金がないなんて可能性もあります。

最初の3年間である程度のものができるようになれば、その後の収量は上を向いていくばかり。そんなふうになる人もいますが、少数派です。

再現性の高い技術が求められているのに、誰もそれを教えることができないのだろうか、農業には再現可能な技術がないのだろうかと考えていた矢先、能登の農家、西出隆一さんと出会いました。

どの畑でも高品質の野菜を大量収穫できる土作りの方法があった

能登半島で大玉トマトを栽培する西出さんは、すでに何十年も前からトマトに農薬を使っていません。**農薬を使わなくても病気は出ず、虫の発生もなく、1本の樹から25kgものトマトを収穫します。**しかも糖度は最初から最後まで7～8度。これはトマト農家以外にはピンと来ませんが、トマトを栽培している人なら誰もが信じられない数字だと言います。

西出さんはこれらをとてもシンプルな「土づくり」という技術で実践しています。いい土を作るために、物理性・化学性・生物性を整え、日々作物を観察し、作物の状態を見ながら栽培すればいいという西出さんは、東大の農学部を卒業し、40歳のときに能登半島で新しく畑を借りました。**農業をスタートするにあたり、東大の農学部にあった研究文献を全て取り寄せ、そこに書いてあることを試してみたそうです。その知識の上に30数年の経験が積み上げられ、70歳を超えた今でも、技術は日々更新されています。**

「近頃の農家は自分の作物をちゃんと見ていない」と語る西出さんは、朝畑に行って、新しく出ている芽を見れば、今野菜がどういう状態にあるかわかるようになると言います。**土の状態が作物からわかれば、自分が何をすればいいのかわかります。何も考えず農薬をまいたり慌てたりもしなくて済むのです。**

病気にも虫にも、それぞれ発生の原因があります。最近まではその原因がチッソとされていたため、農薬を使いたくない人たちはチッソ分を減らすという対策を取ることがほとんどでした。病害虫が発生したら、慣行栽培では農薬という化学物質、有機農業では手作り資材を使い、それぞれの被害に対して対症療法を行ってきました。それらは役には立ちますが、根本的な原因の除去にはなっていません。

西出さんはこのような対症療法ではなく、**土壌バランスを整えることで、病気と害虫の**

発生を抑えています。自分の畑で証明されているその技術は、全国各地にいる弟子たちがその教えを実践し、どこでもほぼ同じような成果を上げています。日本の農業の未来を照らす一筋の光のように感じます。

答えがないと思っていた農業のいろいろな問題に、明確な答えを与えてくれる西出さん。その農法でできた野菜は食味が良く高品質、そして多収という素晴らしいものです。わたし自身、家庭菜園を西出式農法でやっていますが、最初の年から違いが実感できました。今までにないほど収量が上がり、さらに病気や虫がほとんど発生しませんでした。西出さんの農法を学べば、高品質で収量を上げる農業も可能なのです。

安心野菜を安定供給。いつかは日本がそうなってほしい

高品質な野菜が大量に栽培できれば、1つあたりの価格を下げることができます。有機では、病気や虫の除去の手間賃が野菜の価格の上に乗るため、ある程度単価が高くないと採算が合いません。しかし収量が上がれば、価格を下げることが可能です。

もしも新規参入者がこの技術を獲得し、彼らのそもそもの目標である「農薬をそれほど使わず安心して食べられるもの」を作れるようになったら？　そして彼らが日本全国の耕作放棄地を利用し始め、どんどん野菜を作り始めたら？　西出さんの技術があれば、高品質で多収な野菜栽培が可能になります。安心して食べられる野菜が今後何十年間も、安価で安定供給できるようになるかもしれません。

わたしの夢は、新規参入者が科学的な農業技術を武器にして、日本全国の耕作放棄地を再び田畑にし、安心して食べられる野菜を栽培することです。甘い夢かもしれませんが、いつか叶うと信じています。そのために、今できることは何か、日々考えています。皆さんも一緒に考えてみませんか？

まだまだあった！

知らずに食べている体を壊す食品

発行日　2014年3月11日　第1刷

著者　手島奈緒

デザイン　ファンタグラフ（河南祐介、焼田千裕）
製作協力　中本千晶（企画のたまご屋さん）
編集協力　山脇麻生
校正　南本由加子
写真　寺島崇、株式会社アマナイメージズ

編集担当　柿内尚文、杉浦博道
営業担当　菊池えりか、伊藤玲奈
営業　丸山敏生、増尾友裕、熊切絵理、石井耕平、櫻井恵子、吉村寿美子、田邊曜子、奥山寛子、大村かおり、高垣真美、高垣知子、柏原由美、大原桂子、寺内未来子、網脇愛
プロモーション　山田美恵、浦野稚加
編集　小林英史、黒川精一、名越加奈枝、五十嵐麻子、舘瑞恵
編集総務　鵜飼美南子、髙山紗耶子、森川華山
講演事業　齋藤和佳
マネジメント　坂下毅
発行人　高橋克佳

発行所　株式会社アスコム

〒105-0002
東京都港区愛宕1-1-11　虎ノ門八束ビル
編集部　TEL：03-5425-6627
営業部　TEL：03-5425-6626　FAX：03-5425-6770

印刷・製本　中央精版印刷株式会社

Printed in Japan ISBN 978-4-7762-0812-9